JN137766

生涯歯を残せる時代の **5つのスキル**

- ポジショニング 5
- 歯科疾患の掌握 1
- 主訴対応 2
- 生活歯治療 3
- 失活歯治療 4

［著］
鈴木 彰
神奈川県海老名市開業：ベル歯科医院 院長
歯科医師臨床研修指導歯科医

クインテッセンス出版株式会社　2018
QUINTESSENCE PUBLISHING

Berlin, Barcelona, Chicago, Istanbul, London, Milan, Moscow, New Delhi, Paris, Prague, São Paulo, Seoul, Singapore, Tokyo, Warsaw

はじめに

　現在の日本の歯科医療界は、健康保険制度問題、歯科医師の供給過剰問題などの難題に直面し、展望が開けないと言われています。一方で歯科医療そのものの学問、技術、機材の進歩は続いており、今後も治療法の進化が続くと考えられます。

　日本をはじめとする先進国やそれに続く中進国では生活水準の向上、社会の高齢化が進行することは確実です。そのなかで、歯科医療は社会からの影響も受けて方向が定まりますから、従来から行われてきた主訴や機能障害、審美障害に対する治療だけでなく、今後は歯や口腔全体の健康を維持する予防やメインテナンスの分野が拡大し、発展するのは間違いないでしょう。

　本書は、これからの歯科医療界を担う臨床研修医や若手歯科医師を主な対象に、大学で身につけた知識をベースにしながら、①基本知識と実技に必要な知識とのギャップを埋め、②確実な技能を修得し、③今後向かうと予想される、病態進行を阻止する歯科医療の考え方と治療法を身につけることをめざしています。

　6年間の大学教育を受けた歯科医師や研修医であっても、臨床に初めて携わるときには多少なりとも実技に対して不安感や恐怖感をもつものです。自分の行う治療に躊躇することも少なくありません。これは適切な技能訓練で解消することができます。不安感は、必ずしもマイナスではありません。患者側の不安感も理解できる点で、相手の立場に立った診療からスタートできるプラス面を忘れないでください。

　さらに、本書で取り上げた内容は、歯科医師人生を送るうえで生涯にわたり必要となる、基礎的な知識と技能に絞り込みました。若い先生方に限らず、中堅やベテランの歯科医師にとっても、基本を見直したり、新たな視点を入手するうえで役立つ内容となっておりますので、ぜひご活用いただければと思います。

　日本の茶道や武道では、修行には「守破離」の段階があるという教えが古くから伝えられています。
・師匠やその分野の教えを忠実に守り、しっかりと身につける「守」
・一歩進めて他の方法も消化しながら自らの方法を生み出す「破」
・守、破を超えて、新しい世界を生み出す「離」

　歯科臨床を修得するときも同様です。守破離を意識しながら一歩一歩確実に成長することを、本書は応援しています。

2017年11月　ベル歯科医院 院長　鈴木　彰

CONTENTS

はじめに 3
執筆者紹介 8

第1章　歯科疾患の掌握

1．歯科疾患の特徴 10
　1）正しく知ろう！ 歯科疾患の病態分類／11
　2）細菌感染と力の影響！ 歯科疾患・欠損の原因／12
　　（1）細菌感染／12　　（2）咬合力／13
2．う蝕、歯周病、欠損への対応 14
　1）よく理解しよう！ う蝕の特徴と治療／15
　　（1）う蝕の特徴／15　　（2）ライフステージ別　う蝕の好発時期・好発部位／16
　　（3）治療のタイミング／18　　（4）再発（部位・原因）とその対策／19
　2）よく理解しよう！ 歯周病の特徴と治療／21
　　（1）歯周病の特徴／21　　（2）治療目標とその効果／23
　　（3）進行度別の目標と処置法／24
　3）よく理解しよう！ 歯の欠損への治療／25
　　（1）欠損の原因と障害／25　　（2）治療方法／25
　　（3）治療後／放置によるトラブルとその対応／26　　（4）治療の評価／26

第2章　主訴対応

1．まずは主訴の解決 28
2．主訴治療の基本的な流れ 30
3．15の主訴をチェック 34
　1）患者の状況を的確に把握しよう！ 主な診査項目と目的／35
　2）どれに当てはまるか？ 15の主訴をチェックしよう／38
　　①補綴物脱離／38　②永久歯 C_2／40　③乳歯 C_2／41　④知覚過敏／42
　　⑤永久歯 C_3／歯髄炎／43　⑥乳歯 C_3／歯髄炎／44
　　⑦P急発（急性歯周炎、急性歯肉炎）／45
　　⑧Per／Per急発（慢性根尖性歯周炎、急性根尖性歯周炎）／46
　　⑨歯冠破折／歯根破折／47　⑩義歯不適合／48　⑪智歯周囲炎／埋伏歯病変／49
　　⑫健診／50　⑬顎関節症／51　⑭不正咬合／52　⑮粘膜病変／53

第3章　生活歯治療

●生活歯のう蝕治療ステップ／56

1．浸潤麻酔 …………………………………………………………………………… 58
1）メリット大！電動麻酔器による浸麻／59
2）理解しよう！電動麻酔器による浸麻の手順と方法／60

2．旧補綴物除去 ……………………………………………………………………… 66
1）理解しよう！材料別の除去の違いと器材の使い方／67
　(1)材料別、除去方法の違い／67　(2)器材の種類と使い方／69
2）習得しよう！内側性補綴物の除去のしかた／72
　(1)術前診査／72　(2)内側性補綴物除去の手順と方法／74
3）習得しよう！外側性補綴物の除去のしかた／76
　(1)メタルクラウン・メタルコアの除去の手順と方法／76
　(2)メタルボンドの除去の手順と方法／79

3．軟化象牙質除去 …………………………………………………………………… 84
1）理解しよう！軟象除去の使用器材と診査法／85
　(1)器材の種類と使い方／85　(2)咬合面・隣接面のチェックポイント／86
2）習得しよう！軟象除去のしかた／87

4．窩洞の仮封 ………………………………………………………………………… 90
1）理解しよう！仮封の使用器材と使い方／91
2）習得しよう！窩洞の仮封のしかた／94

5．ラバーダム装着 …………………………………………………………………… 96
1）理解しよう！ラバーダム装着の使用器材と使い方／97
2）習得しよう！ラバーダムの取り扱い／100
　(1)ラバーダムの装着法／100　(2)ラバーダムの撤去法／103
　(3)隔壁操作(アドバンス手技)／104

6．接着処理 …………………………………………………………………………… 106
1）理解しよう！接着処理の使用器材と使い方／107
2）習得しよう！接着処理のしかた／109

7．コンポジットレジン充填 ………………………………………………………… 114
1）理解しよう！レジン充填の使用器材と使い方／115
2）習得しよう！レジン充填のしかた／118

8．レジン充填後の形態修正・咬合調整、研磨 …………………………………… 122
　　　1）理解しよう！ 形態修正・咬合調整の使用器材と使い方／123
　　　2）習得しよう！ 形態修正・咬合調整のしかた／125
　　　3）理解しよう！ 研磨の使用器材と使い方／127
　　　4）習得しよう！ 研磨のしかた／129

第4章　失活歯治療

　●失活歯治療の3段階／132

　1．根管上部1/3の形成 ……………………………………………………………… 134
　　　1）理解しよう！ 根管上部1/3形成の使用器材と使い方／135
　　　2）習得しよう！ 根管上部1/3形成のしかた／137
　2．根管充填材除去（再根管治療） ………………………………………………… 140
　　　1）理解しよう！ 根充材除去の使用器材と使い方／141
　　　2）習得しよう！ 根充材除去のしかた／142
　3．根管長測定・根管拡大 ………………………………………………………… 144
　　　1）理解しよう！ 根管長測定・根管拡大の使用器材と使い方／145
　　　2）習得しよう！ 根管長測定・根管拡大のしかた／148
　4．根管充填（側方加圧法） ………………………………………………………… 154
　　　1）理解しよう！ 側方加圧根管充填の使用器材と使い方／155
　　　2）習得しよう！ 側方加圧根管充填のしかた／157
　5．光コンポジットレジンコア ……………………………………………………… 162
　　　1）理解しよう！ レジンコア製作の使用器材と使い方／163
　　　2）習得しよう！ レジンコア製作のしかた／165
　6．テンポラリークラウン製作 ……………………………………………………… 170
　　　1）理解しよう！ TeC製作の使用器材と使い方／171
　　　2）習得しよう！ TeC製作のしかた／174
　7．クラウン形成（オールセラミック） …………………………………………… 176
　　　1）理解しよう！ クラウン形成の使用器材と使い方／177
　　　2）習得しよう！ クラウン形成のしかた／178
　8．クラウン精密印象 ………………………………………………………………… 180
　　　1）理解しよう！ クラウン精密印象の使用器材と使い方／181
　　　2）習得しよう！ クラウン精密印象のしかた／183

9．咬合採得 ………………………………………………… 192
1）理解しよう！咬合採得の使用器材と使い方／ 193
2）習得しよう！パターンレジンによる CO 位採得のしかた／ 194

10．咬合器装着 ……………………………………………… 198
1）理解しよう！フェイスボウトランスファーの使用器材と使い方／ 199
2）習得しよう！フェイスボウトランスファーによる咬合採得のしかた／ 200

11．クラウン試適（オールセラミック）……………………… 206
1）理解しよう！クラウン試適の使用器材と使い方／ 207
2）習得しよう！試適（フィット適合）のしかた／ 209

12．クラウンセット（オールセラミック）…………………… 212
1）理解しよう！クラウンセットの使用器材と使い方／ 213
2）習得しよう！クラウンセットのしかた／ 215

第5章　ポジショニング

1．術者のポジショニング ………………………………… 220
1）術者の姿勢（ホームポジション）／ 222
2）治療中の姿勢／ 224

2．患者誘導と患者姿勢 …………………………………… 226
1）患者の姿勢／ 228

3．術者とアシストの位置関係 …………………………… 230
1）器材の正しい位置／ 232
2）術者の作業時の動線／ 234
3）器材の受け渡し／ 236
4）術者とアシストの動線／ 238

筆者が語る！本書の見どころ＆活用法 ………………… 241

参考文献一覧 ……………………………………………… 248

索　引 ……………………………………………………… 251

おわりに …………………………………………………… 255

執筆者紹介

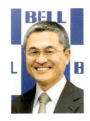

鈴木　彰　（すずき　あきら）

神奈川県海老名市開業：ベル歯科医院 院長／博士（歯学）

【略歴】

1986年	東京医科歯科大学歯学部卒業
	東京医科歯科大学歯学部附属病院顎口腔機能治療部（～1989年）
1989年	ベル歯科医院開設 院長
1997年	医療法人社団ベル歯科 理事長
2004年	協力型臨床研修施設指定（東京医科歯科大学）施設長
2006年	協力型臨床研修施設指定（日本大学松戸歯学部）施設長（～2017年）
2010年	単独型臨床研修施設指定 施設長

現在に至る

【主な所属役職等】

(一社)海老名市歯科医師会 副会長、(一社)神奈川県歯科医師会歯の博物館運営委員会 委員、(公社)日本歯科医師会学術委員会 委員、日本フィンランドむし歯予防研究会 会長、(一社)アジアデンタルフォーラム 理事／事務局長、東京医科歯科大学非常勤講師、日本大学松戸歯学部兼任講師、日本健康科学学会 理事

【資格】

2004年	歯科医師臨床研修指導歯科医
2010年	博士（歯学）
2013年	ICOI(International Congress of Oral Implantologists)Fellowship
2014年	ICOI Diplomate

【主な研修歴】

1993年	国際デンタルアカデミー（UCLA Extension Program）（～1994年）
1998年	フィンランド・トゥルク大学国際予防歯科研究所(IIPD)（～2017年）
2008年	ルーマニア・ブカレスト大学
2009年	米国・南カリフォルニア大学
2011年	米国・ニューヨーク大学
2012年	船越歯周病研究所
2013年	米国・コロンビア大学

【主な著書】

『ミュータンスコントロール キシリトールの可能性と応用』オーラルケア 2000年（分担著）
『くすりと社会』北樹出版 2014年（分担著）

第1章
歯科疾患の掌握

1．歯科疾患の特徴 ……………………10
2．う蝕、歯周病、欠損への対応 …14

1 歯科疾患の特徴

病因や病態を理解し、的確に説明できるようになろう！

　24時間、365日休みなく作用している歯や補綴物、歯肉・歯槽骨などの歯周組織は、日夜口腔内の厳しい環境に耐えて機能することが求められます。この環境に耐えつつ歯の本来の寿命を全うすることは、きわめて困難です。日本人の平均寿命は80歳を越えていますが、欠損のない永久歯列のままで寿命を迎える人は少数派です。歯の寿命は人間の寿命に追いついていないのが現実です。ただ、歯をすべて喪失し、無歯顎で寿命を迎える人は確実に減少しています。歯の寿命を人間の寿命に近づけることは可能でしょう。むしろ、歯の本来の寿命は、生命の寿命と同等か、それ以上に長いのかもしれません。

　歯科医療の究極の目標は、歯の本来の寿命を維持すること、あるいは寿命の短命化を最小限にすることです。その目標は、短命化につながる環境要因をコントロールすることで実現できるでしょう。

8020達成状況

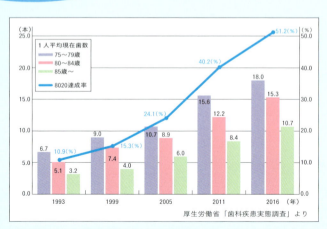

厚生労働省「歯科疾患実態調査」より

　2016年の「歯科疾患実態調査」の結果（概要）から、80歳の半数以上の人（51.2％）が、自分で何でも噛んで食べることができる目安とされる20本以上の歯を有しているとされている。「年をとったら歯がなくなる」といったイメージは、もはや過去のものといっても過言ではない。

① 正しく知ろう！ 歯科疾患の病態分類

歯科疾患は次の5つの病態に分類できる。

①歯の病変
この代表はう蝕。解剖学的には、エナメル質、象牙質、歯根、歯髄・根管の病変に細分できる。

②歯周組織の病変
主に歯周病。歯槽骨吸収度や支持組織の喪失度に応じて進行度を分類できる。

③欠損
大半はう蝕病変、歯周病病変の終末として欠損となる。頻度は低いがそのほかの発生原因として、外傷、歯の破折、先天性欠如もある。

④歯列・咬合障害
歯列不正と咬合機能異常に分類できる。

⑤骨・軟組織病変
粘膜と顎骨の病変であるが、良性病変と悪性腫瘍に分類すると理解しやすい。

周知のとおり、①の「う蝕」と②の「歯周病」が歯科の二大疾患となる。歯の寿命を維持するためには、これらの発症予防、および仮に罹患していてもその進行予防が歯科医師の任務となる。また、仮に欠損となった場合も、欠損のさらなる拡大防止が重要である。そのためには、歯科疾患の特徴や、欠損が歯列や口腔内に及ぼす影響を正しく理解するとともに、患者に正しく説明できるようになる必要がある。

病態分類の一覧

分類		病態	主な病変	維持目標・回復目標
①	う蝕	エナメル質・象牙質病変	一次う蝕・二次う蝕・修復物破損・知覚過敏	脱灰（－）、歯質保存
		歯根／根管病変	歯髄炎・根尖性歯周炎・歯根破折・根管治療後の再感染	根尖病巣（－）、歯根破折（－）
②	歯周病	歯肉炎・軽度歯周炎	歯槽骨喪失1/3以内の歯周炎	歯周支持組織喪失（－）
		中等度・重度歯周炎	歯槽骨喪失1/2以上、分岐部病変、咬合機能障害	歯周支持組織の喪失停止
③	欠損	少数歯欠損	1歯欠損・Eichner B1までの欠損	咬合支持数回復
		多数歯欠損	無歯顎・すれ違い咬合・咬合高径低下	咬合機能回復、顎骨吸収停止
④	歯列・咬合障害	歯列不正	叢生・上顎前突・下顎前突・開咬・埋伏歯・顎変形症	個性正常咬合、う蝕・歯周病・咬合リスクを高めない歯列
		咬合機能異常	顎関節症・咬合習癖	咬合性外傷（－）、正常な顎運動
⑤	骨・軟組織病変	粘膜病変・顎骨病変	良性腫瘍・嚢胞・細菌／ウイルス性粘膜病変・顎骨炎・外傷	病変消失、再発防止
		悪性腫瘍	口腔がん	早期発見・治療、機能回復、審美回復

② 細菌感染と力の影響！ 歯科疾患・欠損の原因

　歯科疾患や欠損につながる原因を理解するうえで重要なキーワードは、細菌感染と力(咬合力)である。これらの影響を完全に防ぐことはできないが、適切なコントロールにより口腔内の健康維持が可能となる。

1．細菌感染

　歯科の二大疾患であるう蝕、歯周病は、口腔内常在菌による感染症である。一般に感染症は、感染源、感染経路、宿主の3つの条件がそろうと発症する。う蝕と歯周病に主に関係する3つの条件は下表のとおりとなる(う蝕と歯周病の詳細は15〜24頁参照)。

発症の3条件

条件	う蝕	歯周病
感染源	ミュータンス菌　など	P.g. 菌(Porphyromonas gingivalis)、A.a. 菌(Actinobacillus actinomycetemcomitans)など
感染経路	歯肉縁上プラーク	歯肉縁下プラークが細菌の集合体として長期間宿主に作用
宿主	歯質(エナメル質、象牙質)	歯周組織(歯肉、歯槽骨、セメント質)

> **注意しよう！　歯の寿命に影響する要因とその対応**
> 　個々の歯の寿命は、個人差、個体差があるので、正確に割り出すことは困難だ。しかし、歯科医師は、どのような要因が歯の寿命の短命化に影響しているかを推定することができる。
> 　歯の寿命に影響する因子をコントロールすることで、本来の歯の寿命に近づけることが可能となる。歯科医師、歯科衛生士と患者本人が短命化を避けるという共通の認識の下で、継続的なコントロールを行うべきである。

> **知っておこう！　再石灰化を促す唾液の力**
> 　再石灰化には、唾液が大きく関与している。唾液の分泌は酸を薄め、また唾液の緩衝能は酸性から中性側へ戻すはたらきが作用する。さらに唾液中のカルシウムイオン、リン酸イオンは再石灰化の際の結晶修復成分となる。唾液には抗菌作用もあり、口腔内常在菌を減少させる性質をもっている。

2．咬合力

　咬合力は、食物の咀嚼、顎位の安定のために上下の歯が接触する際に、それぞれの歯根と歯周組織へ反復的に作用している。正常な歯や歯周組織では、咬合力は問題となるほど大きな力ではない。しかし、歯の強度や歯周支持組織が低下した場合は、咬合力に耐えることができなくなる。咬合力に耐えるレベルに回復、あるいは維持する処置が必要だ。また、就寝中のブラキシズムやスポーツ時の食いしばりなど、正常時とは異なる過大な咬合力がかかる場合も問題となる。

　歯の長期的安定のためには、異常な咬合力が歯や歯周組織に為害性をもたらさないように、力の強さ、方向、作用時間をコントロールすることが必要である。

問題となる異常な咬合力

過大な咬合力	ブラキシズム（食いしばり）TCH（tooth contacting habit：歯列接触癖）	歯や歯周組織（歯槽骨）、顎関節、筋肉に障害を与えるほどの咬合力が継続的にかかる。
	ブリッジの支台歯	支台歯には、それ自身の咬合力のほかに欠損歯の咬合力がかかる。長期間にわたって本来の水準を越えた咬合力を負担する支台歯は、歯根破折や歯槽骨吸収を生じやすい。
	部分床義歯の鉤歯	ブリッジの支台歯と同様に過大な咬合力が継続的にかかっている。
	部分床義歯部位の残存歯	鉤歯以外の残存歯も欠損部の人工歯より咬合しやすいために、長期的には本来の負担能力を越えた力を負担させられることが多い。
有害な方向	側方運動での干渉	側方運動時に本来は離開すべき臼歯（とくに大臼歯）が接触する場合、歯や歯槽骨に側方圧がかかり、そのいずれかあるいは両方に損傷を及ぼす。
	ブラキシズム（歯ぎしり）	上下の歯を強い側方運動で継続的に擦り合わせるので、歯や歯槽骨に損傷を及ぼす。
	部分床義歯の鉤歯	鉤歯には垂直方向以外にもクラスプにより回転力、傾斜力がかかり、歯槽骨吸収も併発しやすい。
有害な作用時間	TCH	過大な垂直咬合力であるとともに、咬合接触時間が瞬間的な咀嚼時と異なり連続的なため、歯や歯周組織（歯槽骨）、顎関節、筋肉に障害を与える。

正常な咬合力で問題となるもの

失活歯	象牙細管内の水分が失われるため、象牙質での微少亀裂（マイクロクラック）が発生しやすい。根管治療中のファイリング力で生じる場合もある。放置すると歯根亀裂、歯根破折に至る。とくに支台築造した歯根では歯根歯質が薄くなるため、歯根強度低下による歯根破折が発生しやすい。
歯質の劣化	萌出してから長期間が経過した生活歯、すなわち高齢者の天然歯では咬合力や象牙質内での石灰化などの変化によりマイクロクラックが生じる。咬耗により側方力を受けやすく、それがクラックを成長させる因子にもなりうる。結果的には歯根亀裂、破折を招く。
歯周支持組織の喪失	歯周病により歯槽骨などの支持組織が減少すると、正常な咬合力にも耐えることができなくなる。その結果、歯の咬合痛や動揺、歯周組織の破壊が進行するなどの問題が生じる。

2 う蝕、歯周病、欠損への対応

その進行・拡大を食い止めるのがポイント！

進行性病変とは、症状・組織破壊・機能障害が一方向へ悪化、重症化する病態です。口腔領域では、う蝕、歯周病、悪性腫瘍が該当します。う蝕、歯周病の病変が進行性なのは、歯・歯槽骨などの硬組織の自己修復能力に限界があるからです。初期病変を越えると不可逆的に進行することから、下記の4段階のステージ別に処置方針を変えていくことが必要です。

また、永久歯は、その後歯が萌出することはありませんから、欠損を放置すると他の歯が過大な咬合力負担に耐えられず、欠損につながるなど、病態は進行する一方となります。

歯科疾患への対応は、欠損につながる疾患の進行防止と、欠損がある場合は、その拡大を抑えることが重要です。

ステージ別の方針・処置

ステージ	方針	処置
①発症前	発症抑制（早期発見）	一次予防（原因除去）
②初期病変	回復、進行抑制	健康域への復帰（う蝕：再石灰化、歯周病：歯肉炎改善） 進行抑制（原因除去、原因因子の抑制）
③進行病変	障害改善、進行抑制	機能障害・審美障害の改善、形態回復（治療） 進行抑制（原因除去、原因因子の抑制）
④終末病変	障害改善、進行抑制	病変発生前への復帰ではなく、次に進行した病態での安定をめざす C_3：歯髄保存不可能な場合は、抜髄と失活歯での歯冠補綴 C_4（残根）、P_4：歯の保存不可能な場合は、抜歯と欠損補綴

1 よく理解しよう！ う蝕の特徴と治療

1．う蝕の特徴

特徴1　脱灰と再石灰化の繰り返し

飲食後の脱灰と唾液の緩衝能による再石灰化が繰り返し起きている（ステファンカーブ：右図）。

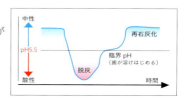

特徴2　複数の細菌が関与し、糖質をもとに酸を産生

脱灰を起こす原因菌は、いずれも食物中の糖質をもとに酸を産生して歯面に作用させる。エナメル質では主にミュータンス菌、象牙質では乳酸菌。複数の酸産生細菌が脱灰に関与している。

特徴3　エナメル質の脱灰は可逆性

エナメル質の脱灰は、通常可逆性である。エナメル質は、脱灰が生じても唾液中のカルシウムイオン、リン酸イオンを取り込んだ再石灰化により元どおり修復することができる。さらにフッ化物イオンも取り込んだ場合は、フルオロアパタイトを形成し、本来のハイドロキシアパタイトより耐酸性が向上する。

特徴4　象牙質の脱灰は進行性かつ不可逆性

象牙質で脱灰が生じると、無機成分とともに有機成分であるコラーゲンも破壊される。再石灰化の際には有機成分が修復されないため、象牙質脱灰は不可逆性病変となる。繰り返し象牙質脱灰が生じると、う窩が深くなり進行性病変として観察されることになる。

特徴5　pH5.5（象牙質ではpH6.0）より酸性に傾くと脱灰が始まる

脱灰＞再石灰化となる酸性度を「臨界pH」という。エナメル質ではpH＝5.5、象牙質ではpH＝6.0 より値が小さい（酸性度が高い）と脱灰が始まると言われており、象牙質のほうがより弱い酸性でも脱灰が起きやすい。

特徴6　進行速度はエナメル質＜象牙質

エナメル質と象牙質で進行速度は大きく異なる。不可逆性病変となった象牙質う蝕はエナメル質の数倍の速度で進行する。とくに C_2 以上のう蝕治療を行っている歯が治療中断等の理由で象牙質が露出した場合、数か月でう窩の拡大を認めるほどに脱灰は進行している。

2　う蝕、歯周病、欠損への対応

2．ライフステージ別 う蝕の好発時期・好発部位

①生後19～31か月　ミュータンス菌の定着
乳臼歯が萌出し、その咬合面にミュータンス菌が定着する。この時期にミュータンス菌が定着すると、乳歯でう蝕を発症しやすくなる。

②5～7歳　第一大臼歯の咬合面
第一大臼歯の萌出時期。第一大臼歯咬合面の裂溝にミュータンス菌が定着しやすい。萌出直後はエナメル質の石灰化度が不十分であるため、臨界pHも低く脱灰が進行しやすい。象牙質も同様に石灰化度が低いため、エナメル質を突破したう窩は、象牙質で急速に拡大しやすい。大臼歯は、萌出してから上下で咬合するまでの期間が長く、その間自浄性が劣り、プラークが停滞しやすい。小臼歯は咬合するまでの期間が数か月と短いため、自浄性は比較的良い。小臼歯咬合面のう蝕は稀である。

③12～13歳　第二大臼歯の咬合面
第二大臼歯の萌出時期。第一大臼歯と同様に、萌出後2年間は咬合面の脱灰、う窩への拡大が発生しやすい。

①生後19～31か月　②5～7歳　③12～13歳

⑤補綴物装着後5年以上経過　補綴物のマージン部
補綴物のマージン部での二次う蝕は、合着セメント溶解の結果、装着後数年～10年程度で発生することが多い。失活歯の場合、う蝕による疼痛がないため、発見はう窩が拡大したときまで遅れることがある。

知っておこう！　口腔内の軟組織病変の特徴

悪性腫瘍は軟組織（上皮、結合組織）に発生する。悪性腫瘍は生体がコントロール不能であるため、進行性・不可逆性病変となる。口腔内の軟組織病変には、ほかに口内炎等の粘膜病変や良性腫瘍がある。これらは悪性腫瘍とは異なり、生体の免疫力単独で、あるいは治療との併用で回復可能である。治療にあたっては、いずれも生体の治癒力が主体となることに、悪性腫瘍やう蝕・歯周病との違いを認識しておきたい。

④ 20歳以降

ａ．隣接面う蝕
エナメル質歯面の石灰化度は向上し、咬合面での脱灰発生は減少。清掃困難な隣接面では平滑面う蝕が生じやすい。平滑面う蝕は咬合面う蝕に比べて進行が遅く、通常は萌出後5年以上かかって象牙質に到達する。隣接面では、コンタクトポイントがもっとも脱灰する場所である。フロス清掃によるセルフケアで隣接面う蝕の発生は抑制できるが、習慣化している人は少ない。

ｂ．水平埋伏歯（第三大臼歯）が接触した第二大臼歯の歯根面
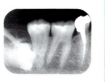
埋伏した第三大臼歯では水平方向へ成長し、なかには近心側の第二大臼歯歯根に接触する場合がある。このようなとき、第二大臼歯遠心面には深いポケットが生じて、歯根にプラークが停滞するため、根面う蝕を発生することがある。清掃は不可能なので、歯根う蝕は進行する一方である。

ｃ．叢生部位
清掃が困難な叢生部位では隣接面う蝕の発生頻度が高い。とくに、う蝕発生の少ない低リスク者でも、清掃困難な部位だけはハイリスクで発症することがある。

④ 20歳以降　　　　　　　　　　　　　⑥ 高齢者

⑥ 高齢者（歯根露出している場合）　象牙質、セメント質
高齢者は、唾液分泌量が減少し、臨界 pH の低い象牙質やセメント質が脱灰しやすい。根面露出の脱灰は、エナメル質脱灰と区別して対処する。

注意しよう！　う蝕治療歯の管理が不十分だと…

補綴物や修復物を製作した歯で、その後経過観察やプロフェッショナルケアを行わないと、再発リスクは改善されていないケースが多い。また治療中の歯は進行リスクが非常に高い。筆者の経験では、仮封が外れた歯を放置した場合（う蝕が象牙質に及んだ失活歯で、ひとまず仮封をした後に患者が通院を中断した場合）、病態が進行して再開するケースが多い。仮封をしていれば内部に細菌が侵入する可能性は少ないが、仮封が外れた場合は常に細菌の影響を受けて、仮封や補綴物等で被覆されている象牙質に比べ、10倍くらいのスピードでう蝕が進行していく実感がある。

3．治療のタイミング

　患者が歯科医院を訪れるときの主訴は、う蝕症状がもっとも多い。この場合は、まず主訴の症状を解決する「応急処置」を行うべきである。「応急処置」後は、「暫間処置」または「確定処置」へ移行する（各処置については33頁参照）。検査により症状のないう蝕が発見された場合は、経過観察か「暫間処置」または「確定処置」を行うことになる。進行抑制、再発防止には定期来院によるメインテナンスで対応する。

　下表にう蝕の進行度別に行うべき処置を示す。なお、う蝕治療の効果は、短期（数日程度）、中期（数か月〜数年）、長期（5年〜数十年）の時間軸に分けて評価するべきである。

う蝕進行度別の処置一覧

進行度		応急処置	暫間処置	確定処置	再発防止※		目　標
Ce	脱灰（エナメル質初期う蝕）	—	—	—	○	再石灰化	健全歯質への回復
C₁	エナメル質実質欠損	—	—	—	○	再石灰化	健全歯質への回復
C₂	象牙質脱灰	・病状緩和 ・軟象除去 ・仮封	・再石灰化 ・軟象除去 ・仮充填	・充填	○	・脱灰停止 ・再石灰化治療	
C₂	歯肉縁下う蝕	・軟象除去 ・仮封	・歯肉形態修正 ・仮歯冠修復	・生理的な歯周組織へ修正 ・歯冠、歯根修復	○	・歯冠形態回復 ・正常な歯周組織	
C₂	根面う蝕	・軟象除去 ・仮封	・再石灰化 ・軟象除去 ・仮充填	・充填	○	・再石灰化 ・環境改善	
C₂〜C₃	歯髄近接・歯髄感染	・軟象除去 ・仮封 ・歯髄保存	・歯冠修復 ・再石灰化 ・除菌・仮充填	・充填	○	・歯髄保存 ・歯冠形態回復	
C₃	歯髄感染／不可逆	・軟象除去 ・根管治療	・仮歯冠修復	・歯冠修復	○	・歯髄骨の無菌化 ・歯冠形態回復	
C₄ 歯冠崩壊	保存可	・仮封 ・病変緩和 ・保存可能判定	・歯周組織修正 ・根管治療 ・築造体＋歯冠修復	・歯周組織修正 ・根管治療 ・築造体＋歯冠修復	○	・健全な歯周組織へ回復 ・再発防止 ・咬合力に耐える ・歯冠形態回復	
C₄ 歯冠崩壊	保存不可	・仮封 ・病変緩和 ・保存可能判定	・抜歯	・インプラントなど	○	・顎堤、歯槽骨の保存 ・咬合支持回復	

※ ○：再発防止が必要

時間軸による評価

評価期間	処置分類	評価内容
短期的	応急処置	機能障害（食片圧入など）の改善 疼痛（冷温熱痛、咬合痛など）の緩和
中期的	暫間処置	機能回復、形態回復
長期的	確定処置	機能、形態、審美、発音機能の維持
	メインテナンス	再発防止

4．再発（部位・原因）とその対策

う蝕は、同一歯での再発、別の歯での発生など、どこかで繰り返し発生する傾向がある。これを断ち切るには、再発部位ごとに原因を含めた対策を立てるべきである。

部位別にみる再発の原因と対策

	再発部位		原因	対策
処置歯での再発	補綴物マージン付近（二次う蝕）		プラーク停滞	セルフケア向上、定期的 PMTC
			補綴物適合度	形態修正、補綴物再製作
	別の歯面（一次う蝕）		プラーク停滞	セルフケア向上、定期的 PMTC
別の歯での新たなう蝕（一次う蝕）	リスク歯	歯列不正（叢生・転位）	プラーク停滞	セルフケア向上、定期的 PMTC 矯正治療 う蝕治療
		孤立歯	プラーク停滞	セルフケア向上、定期的 PMTC う蝕治療
		対合歯なし	プラーク停滞	セルフケア向上、定期的 PMTC う蝕治療、咬合支持回復
		石灰化不全	臨界 pH が低い	高濃度フッ化物局所塗布 フッ化物入り歯磨剤利用
		埋伏歯近接	プラーク停滞	埋伏歯抜歯 う蝕治療（可能なら）
	リスク歯面	咬合面	プラーク停滞 臨界 pH が低い	セルフケア向上、定期的 PMTC 高濃度フッ化物局所塗布 シーラント う蝕治療
		平滑面（歯頸部1/3）	プラーク停滞	セルフケア向上（ブラッシング）、定期的 PMTC う蝕治療
		平滑面（隣接面）	プラーク停滞	セルフケア向上（フロッシング）、定期的 PMTC う蝕治療
		根面	プラーク停滞	高濃度フッ化物局所塗布 フッ化物入り歯磨剤利用

再発防止のためのセルフケアの手段

う蝕原因菌対策	細菌数減少	ブラッシング、フロッシング
	原因菌の選択的減少	キシリトールガム
宿主対策	歯質の石灰化	高濃度フッ化物塗布（プロフェッショナルケア） フッ化物入り歯磨剤利用（セルフケア）
	唾液分泌の促進	キシリトールガム
糖質対策	食物摂取回数	間食を行わない
	食物摂取時間	長時間糖質を摂取しない（だらだら食いをやめる）
	食物の種類	粘着性、停滞性の糖質を避ける（飴など）

う蝕の再発は避けられない

　う蝕の再発は通常二次う蝕とよばれるもので、う蝕がどこで生じているのかを観察していると、以下のようなパターンに分かれることに気づく。

治療面以外でう蝕が生じる場合（再初発）

　大臼歯の場合5つの面があり、1つの面でう蝕が生じたら残りの4面のうちのいずれかでも新たに発生する可能性がある。つまり、1本の歯でみると、再発と思っていても独立したう蝕の可能性があるといえる。この場合は、通常エナメル質からう蝕が始まるので、そのレベルでコントロールできていれば発生を防ぐことは難しくない。

既治療歯の周辺に生じる場合（再発）

　高確率で起こりやすい。再発リスクが高いのは、歯科材料の修復物と歯質との境界（マージン）部である。これは以前修復した際に使用したセメントが溶解して細菌が侵入し、内部でう蝕が発生するケースと、歯が欠けたり亀裂が入って、そこから細菌が侵入していくケースなどが挙げられる。さらに細菌が内部に侵入していくと、とくに失活歯の場合、根管充填材の隙間に入りこんで、根尖病巣をつくるケースも少なくない。

　これらのことから、治療後の再発に関しては、治療方法および経過観察、セルフケア・プロフェッショナルケアによる劣化の防止などを行うことによって、再発のリスクを下げていく必要がある。

MEMO

② よく理解しよう！ 歯周病の特徴と治療

1．歯周病の特徴

特徴1　細菌と生体とのパワーバランスで変化する

歯周病は、感染した細菌の力と患者のもつ免疫力とのバランスで、進行・静止・改善といった変化が起きる（下記イメージ図参照）。

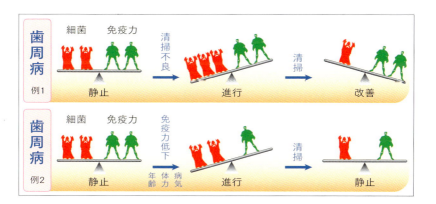

特徴2　う蝕と比べ、発症に気づきにくい

う蝕は咬合面（目視できるところ）にう窩ができることが多いので、患者自身も、歯科医師や歯科衛生士も比較的発見しやすい。一方、歯周病は歯の見えない部位（歯肉・骨・歯根）の疾患であり、エックス線撮影（歯槽骨）やポケット測定（歯周組織の状態）といった診査が必要となる。う蝕に比べると診査が煩雑になり、見落とされることがある。何らかの自覚症状が出てから発見されると、重症化している可能性が高い。

主訴治療時の検査で歯科医師や歯科衛生士が先に発見することもある。そのときは本人に自覚症状がなく、危険性に対する認識が低いことが多い。放置するケースも少なくなく、悪化してしまう場合もある。

特徴3　広範囲に発症する

う蝕の発症は1歯単位だ。口腔内で複数発生していても、基本的には独立した疾患である。しかし、歯周病の場合、口腔内全体に発生し、同時に進行する。前歯と臼歯で進行速度の違いはあるが、「1本だけ疾患が進み、他の歯が健全」ということは稀である。ある程度歯周病が進行して「特定の歯に違和感」を感じて検査をすると、他の部位にも進行している場合が多い。

特徴4 永久歯が対象で、多くは40代前後から問題に

乳歯は歯周病にはならない（厳密には歯肉炎にはなる）。永久歯では萌出してう蝕になり、その後歯周病になる順序である。20代で始まり、30代以降に無症状のまま進行、40代前後から発症するケースが多い。う蝕よりも後に発症し、自覚症状も出にくいため、歳をとってからの疾患と認識されやすい。

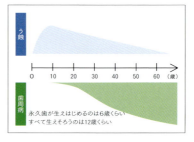

永久歯が生えはじめるのは6歳くらい
すべて生えそろうのは12歳くらい

特徴5 可逆的病変から不可逆的病変に

歯肉炎は可逆的、歯周炎は不可逆的病変に分類される。歯肉炎は歯肉の腫れをなくせば元に戻る。小児は歯肉炎レベルで、治療をすれば健全な状態に戻る。一方、成人以降に発症する歯周炎は、歯肉だけではなく歯槽骨が破壊される。一度破壊されたら元に戻らず、歯槽骨は失われる一方である。

う蝕と歯周病の可逆・不可逆の比較

	う蝕	歯周病
可逆的病変	脱灰	歯肉炎
不可逆的病変	エナメル質・象牙質のう窩	歯周炎

進行のイメージ

分類	模式図	症状	診察所見
歯肉炎（G）		●歯みがきでときどき出血 ●歯肉が赤くなる部分もある	●歯肉部分に炎症がある ●仮性ポケットが出現
軽度歯周炎（P₁）		●歯みがきでいつも出血 ●歯が浮く感じがする ●歯肉がムズムズする ●歯肉が赤くなる	●歯の支持組織にも炎症 ●真性ポケットがある ●ポケットの深さが3〜5mm程度 ●歯槽骨の減少は歯根全体の1/3以内
中等度歯周炎（P₂）		●歯が長くなった気がする ●口臭が気になる ●歯肉から膿が出る ●食物が噛みにくい ●歯肉が腫れる	●ポケットの深さが4〜7mm程度 ●歯槽骨の減少は歯根全体の1/3〜1/2程度 ●歯の動揺が軽度に増加
重度歯周炎（P₃）		●歯がグラグラする ●口臭がひどい ●歯肉からいつも膿が出る ●噛めない	●ポケットの深さが6mm以上 ●歯槽骨の減少は歯根全体の1/2以上 ●歯の動揺が著しい

特徴6 急性症状時に著しく進行する

歯周ポケットの深さや歯槽骨の高さは、徐々に進行することもあるが、急性症状をくり返す患者は同じ状態を保つ安定期と、ガクッと一気に症状が悪化する進行期がある。これを繰り返し、歯周組織が失われ、歯が脱落する。

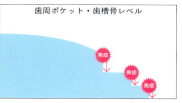

2．治療目標とその効果

目標1 症状を消退させる

歯周治療で以下のように症状を消退させる。
- 歯磨き時の歯肉からの出血がなくなる。
- 歯肉の発赤がなくなる。
- 歯肉の腫脹がなくなる。

目標2 進行を抑制する（スローダウン）

原状回復が可能なのは、進行度が初期（G）から軽度（P_1）まで。中等度（P_2）以上になると原状回復は困難になる。しかし、治療せずにそのままでいると悪化してしまうので、症状が出ないレベルに維持または、ゆるやかな進行にコントロールすることを目的に、治療・メインテナンスを行う。

目標3 機能回復を図る

一度失われた機能を、元に近い状態まで回復させること。歯周治療により咀嚼機能を回復することで、硬いものが元のように噛めるようになる。

目標4 審美性を回復する

炎症や腫脹により膨れ上がったり、発赤した歯肉を、炎症のない健全歯肉に戻す。

注意しよう！　進行抑制治療における患者説明の重要性

歯周病の進行抑制は、患者本人が改善したことを自覚する場合は少ない。「いろいろやったけど変化がない」、「以前のように噛めないまま」と途中であきらめてしまうことがよくある。歯科医師は、比較対象に「何もしなかった場合」の症状、進行度を挙げ、この治療がどれだけ効果があるかを患者に説明しなければならない。

3．進行度別の目標と処置法

　歯周病は、その進行度に応じて下表のような処置を行う。とくに初期段階では自覚症状がなかったり、本人があまり気にしていない場合が少なくないため、歯周治療に対する意欲が低いことも多い。また、中等度や重度の患者では、長期に及ぶ治療やメインテナンス対応のなかで、歯周治療へのモチベーションが下がり、途中で来院が途絶えるようなケースもある。進行抑制や継続的な管理の重要性をよく説明し、良好な口腔内環境を維持するという目標を患者と共有化して、ともに取り組んでいくことが重要である。

歯周病の進行度別の目標と処置一覧

進行度	目標	処置	セルフケア	プロフェッショナルケア
歯肉炎 （G）	健全歯周組織の維持 歯肉炎症（－） 歯槽骨喪失（－）	―	ブラッシング フロッシング	PMTC
軽度歯周炎 （P₁）	歯周組織の維持 歯肉炎症（－） 歯槽骨レベル （現状維持）	スケーリング ルートプレーニング	ブラッシング フロッシング	PMTC ポケット内洗浄
中等度歯周炎 （P₂）	歯周組織喪失の抑制 歯肉炎症（－） 歯槽骨レベル （現状維持）	スケーリング ルートプレーニング 歯周外科手術 咬合力に合わせた 歯冠補綴（連結） 形態修正、咬合調整	ブラッシング フロッシング 歯間ブラシ	PMTC ポケット内洗浄 根面フッ化物塗布
重度歯周炎 （P₃）	歯周組織の維持・回復 歯肉炎症（－） 歯槽骨レベル（回復）	スケーリング ルートプレーニング 歯周外科手術（再生術）	ブラッシング フロッシング 歯間ブラシ	PMTC ポケット内洗浄 根面フッ化物塗布

MEMO

③ よく理解しよう！ 歯の欠損への治療

1．欠損の原因と障害

　歯の欠損の主原因は、①う蝕の進行、②歯周病の進行、③歯の破折の3つである。そして、年齢とともにこの順番で欠損が増えていく。いずれの場合も「咀嚼できない」という「機能障害」が生じる。そして、咬合歯数が少なくなることにより、残存歯への咬合力の負担が増加して咬合性外傷が起きやすくなり、その結果、患者は硬いものの摂食時に痛みを訴えるようになる。また、前歯部では「発音障害」と「機能障害」が生じる。

2．治療方法

　通常、①可撤性義歯、②固定性ブリッジ、③インプラントの3通りである。なかには患者が補綴方法を選ばず、④欠損放置もある。その優劣は下表のとおり。

欠損の治療等における優劣

	①可撤性義歯	②ブリッジ	③インプラント	④放置
機能性	△	○	○	×
審美性	△	△	○	×
耐久性	△	△	○	×
他の歯へのダメージ	△	×	なし	△
コスト	安(保険)～ 高(自由診療)	安(保険)～ 高(自由診療)	高(自由診療)	なし
治療期間	1～6か月	1～3か月	3～12か月	なし

知っておこう！ 欠損の拡大防止こそ補綴の最大の使命

　2016年の「歯科疾患実態調査」の結果(概要)によると、日本人の残存歯数は、おおよそ13歳で28本(智歯は除く)生えそろってから、1歯欠損(残存歯数27)になる年齢は、ほぼ50歳である。また、1本目が抜ける平均経過年数は50歳(37年経過)であるのに対し、54歳までに2本目(4年以内)が抜ける。つまり、「欠損は1本目が抜けるまでは時間がかかるものの、2本目以降は加速がついて進行する」というのが典型的なパターンといえる。

　個人差はあるが、歯が1本抜けるまで保たせていくことと、欠損の加速がつかないように管理していくのが歯科医師の役割であると考える。つまり、「欠損を防ぐこと」と1歯欠損後の「拡大を防ぐこと」、「次の欠損を遅らせること」が課題となる。その目的を達成できる補綴方法を選択するべきである。

3．治療後／放置によるトラブルとその対応

補綴治療後や治療せずに放置した場合、下記の①、②のようなトラブルを生じることがある。

①補綴治療後に起こりうるトラブル
- 補綴物の破損
- 残存歯のう蝕・歯周病の進行・歯根破折
- 歯槽骨の損失

②欠損放置によるトラブル（歯周病、外傷性咬合の結果）
- 他の残存歯の動揺・咬合痛・欠損の拡大・咬合関係の狂い等が生じる
- 対合歯が挺出し、咬合平面が狂い、歯の移動等が生じる
- 移動したところの修正処置が必要になり、余計な処置が増えてくる

③上記のトラブルを避けるために
- 咬合と清掃性を重視した適切な設計を行う
- 精度（適合度）の良い補綴物を製作する
- 術後のメインテナンス（セルフケアおよびプロフェッショナルケア）を計画し、実行する
- 術後のチェック（再評価）を一定期間行う
- 再評価時に補綴物の問題を発見したら、速やかに調整・修理を行う

以上のポイントを押さえることによって、術後のトラブルが生じる確率を下げることができる。

4．治療の評価

補綴治療は、術前の診査から治療計画・処置・セットまでが一連の行為として考えられているが、成功かどうかをセットした時点で判断するのは早すぎる。患者本人が補綴物を使って機能回復・審美回復を達成できたか、また、その状態を長期間維持できているか（耐久性の実現）によって、その成否は判断される。「セットの時点では道半ば」と考える姿勢と、メインテナンスを確実に行っていくことが大切である。

第2章
主訴対応

1. まずは主訴の解決 …… 28
2. 主訴治療の基本的な流れ …… 30
3. 15の主訴をチェック …… 34

1 まずは主訴の解決

患者の主訴を解決するために「3つの到達目標」を達成しよう！

　歯科医師と患者との最初の接点は、主訴をもった患者が医療機関を初診で受診したときに生まれます。ほとんどの患者は不安感をもって来院します。その不安感は、担当歯科医師が主訴病変に的確な処置を行うことで解消します。さらに、主訴以外の病変に対しても目を配ることができれば、信頼感を生むことができるでしょう。この流れに乗るために、歯科医師は、以下の「3つの到達目標」を意識して取り組みましょう。

3つの到達目標

目標 **1** 　高頻度な主訴に対応できる

目標 **2** 　主訴以外のリスク因子を見つけることができる

目標 **3** 　「応急処置」「暫間処置」ができる

目標1 "高頻度な主訴に対応できる"とは

初診患者の主訴の80%は15種類に分類できる（詳細は38〜53頁参照）。この15種類の病変等への対応を理解し、臨床体験を積むことが重要である。診療後にも改めてこの内容を復習しよう。知識と技能を整理すれば、主訴対応への自信が生まれるであろう。

初診患者に多くみられる15種類の主訴

- ❶ 補綴物脱離　❷ 永久歯 C_2　❸ 乳歯 C_2　❹ 知覚過敏
- ❺ 永久歯 C_3／歯髄炎　❻ 乳歯 C_3／歯髄炎
- ❼ P急発（急性歯周炎、急性歯肉炎）
- ❽ Per／Per急発（慢性根尖性歯周炎、急性根尖性歯周炎）
- ❾ 歯冠破折／歯根破折　❿ 義歯不適合　⓫ 智歯周囲炎／埋伏歯病変
- ⓬ 健診　⓭ 顎関節症　⓮ 不正咬合　⓯ 粘膜病変

目標2 "主訴以外のリスク因子を見つけることができる"とは

主訴や検査で見つけた病変の治療を行うだけでは、患者の口腔内を長期的に安定させることはできない。病変を引き起こしたリスク因子、あるいは今後病変を起こす可能性のあるリスク因子を発見し、その影響度を評価し、今後コントロールを続けていく必要がある。リスク因子の発見、評価は、「暫間処置」を行う際に並行して行う（54頁「長期的安定の条件」参照）。

目標3 "「応急処置」「暫間処置」ができる"とは

初診患者は、受診当日に疼痛や炎症の緩和、最低限の機能回復ができることを期待している。この要望に応えるのが「応急処置」である。主訴をすぐに解決できれば、担当歯科医師は患者の不安感を解消できるだろう。逆であれば不信感を抱かれることになる。

「応急処置」は、あくまで一時的な主訴症状解決の手段である。次に、時間軸の視点で数か月〜数年の症状改善や機能回復の維持を目的として「暫間処置」を行う。これにより患者の口腔内は一定の安定状態となる。しかし、この処置にも限界がある。リスク因子などの原因除去は行えておらず、また長期的安定にも不十分である。その課題を解決できるのは、「確定処置」とメインテナンスである（詳細は33頁参照）。

1　まずは主訴の解決

2 主訴治療の基本的な流れ

7つのステップで確実に進めよう！

主訴の病変に対しては、以下の7つのステップを順番に行うことで、正確な診療を行うことができます。

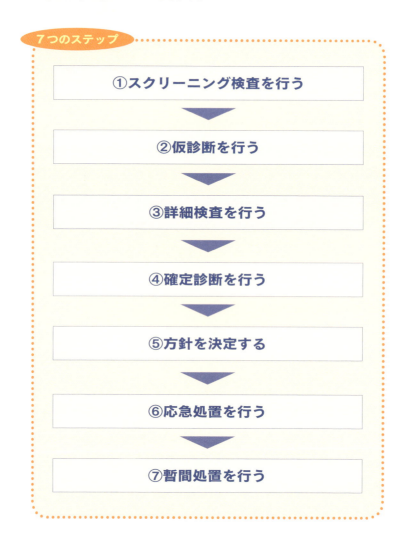

手順1　スクリーニング検査を行う

まず病名を特定する前に、主訴病変の部位、状態、期間を診査して大まかな切り分けを行う(下表参照)。これとは別に、口腔内、顎咬合系における重大なリスク(病変の存在や病変を起こす危険性)の発見も行う。

スクリーニング検査には、問診、視診、触診、エックス線画像診(パノラマまたはデンタル：主に主訴部位)を利用する。

主訴病変のスクリーニング

病変の部位	歯質(エナメル質、象牙質)、歯髄、歯周組織(歯肉、歯根膜、歯槽骨)、歯列、口腔粘膜、上下顎骨、顎関節、筋肉などを特定
病変の状態	感染・炎症・疼痛・機能障害の有無
病変の期間	急性・慢性の区別

手順2　仮診断を行う

スクリーニング検査を通じて主訴病変の仮診断(仮の病名をつける)を行う。このとき、他の重大な病変が見つかった場合は、その病変の仮診断も行っておく。

手順3　詳細検査を行う

仮診断に続いて、主訴病変の確定診断、鑑別診断のために詳細な検査を行う。仮診断では推測病名や高頻度病名をつけることが多いが、はたしてその病気に決定してよいのか、別の角度から検査する必要がある。また、検査効率面では、スクリーニング検査と詳細検査の2段階に分けることで時間短縮、ムダな検査の回避、コストダウンを図ることができる。他の重大な病変の詳細診査は、緊急度に応じて主訴病変と同時や、後日診断名に応じて実施するなど、スケジュールを決めて実行する。

手順4　確定診断を行う

詳細検査の結果を分析し、病変の診断名を確定する。各病変への治療法は、診断名に応じてそれぞれ定められているので、処置の準備に取りかかる。

手順5　方針を決定する

処置は前述のとおり、目的に応じて「応急処置」「暫間処置」「確定処置」の3段階がある(詳細は33頁参照)。主訴病変に対してまず行うのは「応急処置」または「暫間処置」である。初診当日に1日で終わらせるのが「応急処置」。「暫間処置」は診療2日目以降、数回で終わらせる。

患者には次の内容を説明する。
- 現在の主訴病変の病名　●病変の進行度　●病変の原因
- 処置方法：「応急処置」の方法とその効果、限界
　　　　　　「暫間処置」の方法とその効果、限界
- 主訴病変以外の重大な病変やリスク因子、診療内容への質問を受けた後、処置に関する意向を尋ねる(「応急処置」「暫間処置」を受けるか受けないか)。

以上から当面の診療方針が同意のうえ、決定される。

手順6 応急処置を行う

患者が「応急処置」または「応急処置＋暫間処置」を受けることに同意したら、「応急処置」を開始する。「応急処置」後は以下の事項を説明し、1日目の診療を終了する。
- 主訴病変の状態（診査段階と処置段階での変化があればその要点）
- 処置後の注意事項（疼痛有無、生活上の留意点、「応急処置」の限界等）
- 次に行うべきこと（「暫間処置」の概要と必要性）
- 次回の診療時期（予約日）

以上の項目の一部は**手順5**の「方針決定」時の説明でも行っているかもしれないが、重要な事項は繰り返し説明しても差し支えない。患者からの質問を受け、要望をうかがい、できる範囲で対応する。

手順7 暫間処置を行う

「応急処置」は初診日に終了する。次の課題は、2日目以降に「暫間処置」を数回で完了することである。

また、スクリーニング検査でリストアップした他のリスク因子や重大な病変については、検査（詳細検査）を「暫間処置」と並行して進める。その検査結果から「暫間処置」終了時には、さらに以下の事項を説明できるように整理しておく。

> ❶ 重大な病変やリスク因子を放置した場合に起きる疼痛、機能障害、審美障害の予測
> ❷ その時点で治療に着手することの可否、難易度、治療方法の概要
> ❸ 現時点で病変やリスク因子を改善するために行えること（セルフケア、プロフェッショナルケア、治療、経過観察等）

注意しよう！　「暫間処置」が終わったら

「暫間処置」終了時には、患者に必ず次の選択肢として以下の①と②を提示する。
①主訴治療のみで終了する
②上記①の病変やリスク因子への対応を開始する
　このどちらかを患者本人に選択してもらい、回答をもらう。
　患者が②の病変やリスク因子への対応を選択した場合は「確定処置」に進む。

「応急処置」「暫間処置」「確定処置」の3段階でとらえることの重要性

　歯科治療を円滑に進めるためには、処置を3段階に分けると合理的である。主訴には当日の「応急処置」と数回の「暫間処置」で対応する。長期的安定には、「確定処置」が解決策となる。治療回数、治療コスト、機能性、耐久性、安定性の面ですべてを満たす処置法は存在しないが、3通りの処置を使い分けることで、それぞれの目的を達成することができる。

応急処置
主訴に対する一時的な処置。主訴の疼痛、炎症、機能障害、審美障害等のうち、すぐに改善できる処置を初診当日に行う。
内容：疼痛緩和、炎症軽減処置、投薬、脱離再装着、う窩等の仮封など

暫間処置
①当面(数か月～数年間)の機能性、審美性を回復・維持する
②応急処置で一時的な改善が図られた主訴部位に対して、数回の処置で完了する
目的で行う。
内容：病的組織の除去、形態的回復、暫間充填、延命的処置など

確定処置
①歯を長持ちさせる(歯および歯周組織を長期にわたって正常に機能させる／咬合状態を安定・維持させる)
②病態の進行、治療の繰り返しをストップさせる
③口腔の健康に対する不安を解消する
目的で行う。
④処置方法、材料等は保険治療の範囲を超えて自由診療となることが多い。
内容：計画→処置→再評価→メインテナンスを継続的に実施

　なお、「確定処置」は、次の条件を満たすときに開始する。
①口腔内リスクがコントロールされている
②患者本人が「確定処置」の目的、必要性、効果を認識して希望している
③「確定処置」を行うための時間(通院期間、処置時間)、費用(処置費用)を確保できる
　「確定処置」の条件を満たしていない時点で「確定処置」を実行すると、後日耐久性、安定性等で患者とトラブルになる可能性があるので、注意を要する。このような場合は当面、「暫間処置」で対応するべきである。

2　主訴治療の基本的な流れ

3 15の主訴をチェック

このままチェックリストとして使える！

　前述のとおり、筆者は初診患者の主訴の80％程度は、ここで取り上げる15種類の病変等でカバーできると考えています。実際にこのチェックリスト（38〜53頁）を用いて、15種類の病変への診断力を身につけることで、主訴対応が的確になります。

使用場面

15の主訴チェックリストの使い方

病名の絞り込み
　初診患者への問診や基本検査を行った後、病名を大まかに絞り込む。

類似疾患の鑑別
　診査後、自分のよく遭遇する疾患に似ているという理由だけで病名を確定するのは危険である。滅多に遭遇しない頻度の低い疾患もリストアップするべきだ。その疾患との鑑別診断を行ったうえで、やはり「よくある疾患であった」と病名を確定するステップが必要である。チェックリストは鑑別診断のガイドとして、そのまま利用できるように類似疾患を掲載している。

数十症例経験後の確認用
　数十症例を経験すると、頻度の高い疾患に関しては、その診療パターンが身についているであろう。その段階で自分が行っている診療の流れを再点検し、ステップごとに漏れや誤認がないか確認することが大切である。確認ガイドとして利用することをお薦めする。

チェックリストに掲載されていない疾患に直面したとき
　多くの初診患者の主訴疾患はここでカバーしているが、低頻度な疾患、いくつかの疾患が併発した複合病変は含まれていない。それに対処するためには、基本事例での診療フローを身につけたうえで、先輩歯科医師の指導や文献等からさらに学び、応用できるようにしよう。

1 患者の状況を的確に把握しよう！ 主な診査項目と目的

●問診

問診票（次頁参照）の記載事項をもとに、以下の事項を確認・把握する。
①患者本人、またはその保護者から「本人の言葉」で症状について直接聞く。診査を担当した者の推測や用語の言い換えは、それがわかるようにカルテに記載する。
②歯科疾患以外の全身疾患の有無を聞く。ある場合は、その要点を聞き出す。
③生活背景、健康への関心度、優先度など、疾患以外の情報も取得する。処置計画を立案する場合は、この情報の正確度が計画の精度に影響することが多い。

●視診

視診で得られる多くの情報は、そのまま利用するだけでなく、診断の際に矛盾がないか問診や他の診査結果と比較することもある。直視やミラーを用いて、①歯冠・歯列・咬合、②歯肉、③口腔粘膜（頰粘膜、舌などの軟組織を含む）を観察し、正常・異常の区別、色相・光沢、形態・表面性状などを確認する。結果を記録し活用する場合は**口腔内写真撮影**を併用するとよい。

また必要に応じて、**触診**（硬さ、表面性状、波動の有無など）、**打診**（垂直方向、水平方向）、**温度診**も併用して行う。

●ポケット診査（6点法）

①歯周病進行度・活動度の判定、②縁下歯石の発見、③歯根破折・亀裂の発見を目的に、歯軸に平行に歯面に沿って25gの力でポケット探針を挿入してチェックする。ポケットの深さとともに、出血や歯の動揺度、隣接面のコンタクト、分岐部病変の有無も記録する。

●パノラマエックス線画像診

歯、歯槽骨、上下顎骨、顎関節、上顎洞など顎口腔系を総覧的に検査する際に有益な画像検査法。現在歯の分布、欠損の分布、咬合平面、歯槽骨レベル、上下顎骨病変、埋伏歯、歯胚、顎関節形態、上顎洞状態を1枚のエックス線画像で一覧できる。

●デンタルエックス線画像診

歯・歯周組織を詳しく調べる必要がある場合に行う。すべての歯や歯槽骨を検査する場合は10枚法または14枚法の撮影を行う。
①歯（エナメル質、象牙質、歯根）の検査
　⇒う蝕、歯の形態・方向、隣在歯との歯根近接度など
②歯槽骨の検査
　⇒歯槽骨レベル、骨吸収度の精査、歯槽骨病変の有無と精査

問 診 票（一例）

治療を行ううえでの希望についてお答えください（複数選択可）

治療を始める前に聞いておきたいことは何ですか？
- ☐ 治療にかかる費用　☐ 治療による効果　☐ 治療にともなうリスク・危険性
- ☐ 通院期間　☐ 通院回数　☐ 治療にともなう痛み　☐ 1回の治療にかかる時間
- ☐ その他（　　　　　　　　　　　　　）

歯科治療を受けるときに必要だと思うことは何ですか？
- ☐ 長くもつこと　☐ 安全な治療処置（技術）　☐ 再発しにくい　☐ 材料の安全性
- ☐ 見た目が良い　☐ 治療した場所が丈夫　☐ 入れ歯などが使いやすい　☐ 歯を残す
- ☐ 安価　☐ なるべく歯を削らない　☐ その他（　　　　　　　　　　　　　）

現在の体調について

現在の健康状態は？　☐ よい　☐ 普通　☐ 悪い

これまでの体の状態で、以下に該当する項目はありますか？
- ☐ ある　☐ ない
    - ☐ 妊娠中（　　　か月）　☐ 高血圧（　　／　　）　☐ アレルギー（花粉・卵・薬・その他）
    - ☐ 心疾患（ペースメーカー：あり・なし）　☐ 糖尿病　☐ 低血圧（　　／　　）
    - ☐ 肝疾患（肝炎 A 型・B 型・C 型、その他）　☐ HIV　☐ その他（　　　　　　　　）

病院に通院していますか？　☐ はい　☐ いいえ
　病名：＿＿＿＿＿＿＿＿＿　病院名：＿＿＿＿＿＿＿＿＿（担当医：＿＿＿＿＿先生）

服用している薬はありますか？　☐ はい　☐ いいえ
　※「はい」の場合ご記入ください（薬の名前：　　　　　　　　　　　　　）

注意されている薬はありますか？　☐ はい　☐ いいえ
　※「はい」の場合ご記入ください（薬の名前：　　　　　　　　　　　　　）

歯を抜いたことはありますか？　☐ はい　☐ いいえ
　※「はい」の場合○をつけてください（異常なし・気分が悪くなった・血がとまりにくかった）

最後の歯科受診はいつですか？　☐ 歯科初受診　☐ 前回（　　　　　か月・年）前

お薬手帳は持っていますか？　☐ はい　☐ いいえ

本日お困りのこと・気になること

どうなさいましたか？ 1番気になる症状をご記入ください

☐ 口腔内に痛みや症状がある
　☐ ズキズキする　☐ 歯が痛い　☐ 歯ぐきが痛い　☐ 歯ぐきから血が出る
　☐ 甘いものがしみる　☐ 冷たいものがしみる　☐ 熱いものがしみる　☐ 噛むと痛い

☐ 口腔内で気になることがある
　☐ 歯ぐきがはれた　☐ 歯周病が気になる　☐ 歯並びを治したい　☐ 口臭が気になる

☐ つめもの・かぶせものがとれた
　☐ とれたつめもの・かぶせものがある　☐ とれたつめもの・かぶせものがない

☐ 入れ歯に困っている
　☐ 入れ歯が痛い　☐ 入れ歯がゆるい　☐ 入れ歯を治したい　☐ 入れ歯を作りたい

☐ ケア・健診・その他
　☐ 定期健診　☐ 口腔がん検診　☐ 学校健診で用紙をもらった　☐ 企業健診
　☐ 乳幼児健診で紙をもらった　☐ むし歯予防を行いたい　☐ 歯の掃除がしたい
　☐ 集中ケアを行いたい　☐ その他（　　　　　　　　　　　　）

症状を感じる場所はどこですか？
※該当する場所を丸してください

いつからですか？
　＿日前・＿週間前・＿か月前・＿年前

その症状は変化してきていますか？
☐ 変わらない　☐ 治まってきている
☐ 強くなってきている　☐ 時々感じる

その他具体的にわかることがあったら、お書きください。

_____

※さらに2番目に気になる症状も上記同様に確認し、記入してもらうとよい。

口腔内写真や症例について教育、研究目的で、匿名で使用することを許可しますか　　　はい　いいえ

第2章　主訴対応

3　15の主訴をチェック

❷ どれに当てはまるか？ 15の主訴をチェックしよう

❶ 補綴物脱離

患者の特徴
- □ 「脱離慣れ」をしている
  過去にも補綴物が脱離した経験をもっている
  そのため、装着後数年で脱離しても不自然だとは思わない
- □ 「痛み」を通院動機としている
  痛くなければ放置する、痛くなったときに初めて通院する
- □ 口腔内状態への関心が低い
- □ 清掃不良

好発部位
- □ 適合度の低いクラウン、インレー
- □ 咬合力の強い歯に装着されたインレー
- □ う蝕のリスクの高い口腔環境
- □ 清掃不良
- □ 口腔内細菌数が多い
- □ 唾液が少ない

種類
- □ インレー、クラウン等の歯冠補綴物の脱離
- □ メタルポスト(根管内に維持を求めている築造体)の脱離

症状・所見
- □ 補綴物の不適合：窩縁での適合が悪く、セメントラインが厚い
- □ 窩洞形態不良　：窩洞が浅くて維持力の低いインレー
　　　　　　　　　歯冠長が低かったり強いテーパーで維持力の低いクラウン
- □ 歯の強度低下　：咬合力により歯冠にたわみが生じる歯
- □ セメントの溶解：補綴物の合着セメントが溶解。残存していない
- □ 金属の酸化　　：補綴物金属の内面が酸化している
- □ 二次う蝕　　　：脱離した補綴物の下に二次う蝕が発生している
　　　　　　　　　軟化象牙質(軟象)が拡大し、遊離エナメル質が存在
- □ 亀裂・破折　　：咬合力で歯冠や歯根に亀裂、破折が発生している
- □ 不快症状　　　：二次う蝕、象牙質露出による歯髄症状、知覚過敏が発生

原因
- □ 補綴物の維持力不足
- □ う蝕(一次う蝕、二次う蝕)の発生
- □ 過大な咬合力
- □ 歯の亀裂、破折

検査法
視診
- □ エナメル質辺縁や内部(象牙質)でのう蝕の有無
- □ 補綴物の不適合
- □ エナメル質の破折
- □ 歯の亀裂、破折線の有無とその深さ
- □ 脱離した窩洞の合着用セメントの有無
- □ 裏装用セメントの溶解度

触診
- □ 窩縁、マージン部を探針で触知、段差やスティッキー感があるか

実際に患者にみられる症状等を、①〜⑮のチェック表を使って確認してみよう。

エックス線画像診
- □ デンタルエックス線：□ 軟象の透過像の有無および範囲
- □ 歯槽骨吸収
- □ 歯根破折
- □ 根尖病巣等の歯髄骨病変

脱離した補綴物の診査
- □ 金属の酸化、変色の有無と程度
- □ 補綴物の変形、咬耗、摩耗
- □ 合着用セメントの溶解度

脱離した補綴物の鑑定
- □ 病変経過期間の推定
- □ 原因の推定

診　断
- □ 原因の推定
  口腔内診査、エックス線画像診、補綴物の診査から現在の状態になった原因と経過を推定する
- □ 歯の評価
  現在の進行度（病名の決定）、予後予測を行う

計　画
- □ 当面の疼痛緩和、機能障害改善：応急処置、暫間処置の計画・立案
- □ 再発防止、長期的安定　　　　：確定処置の計画・立案
- □ 目的に応じて（応急・暫間→確定の）2段階の処置案を立案する

処　置
- □ 応急処置
  〔目標：一時的な機能回復〕
  - □ 再装着：テンポラリーセメント、カルボセメント
  - □ 軟象除去・仮封
  - □ 疼痛緩和：鎮痛剤投与
  - □ 歯髄症状緩和：仮封、必要に応じて根管治療
  - □ 歯冠鋭縁改善：歯冠形態修正
  - □ 食片圧入改善：仮封
- □ 暫間処置
  〔目標：当面の機能、審美回復→回復を維持。疼痛のコントロール〕
  - □ 再装着
  - □ 仮充填
  - □ 軟象除去（必要に応じて浸麻）→歯髄問題なし→歯冠修復
    ↓
  - □ 歯髄保存可能→歯髄保存処置→歯冠修復
    ↓
  - □ 歯髄感染・回復不能→根管治療＋歯冠修復・歯冠補綴
- □ 確定処置
  〔目標：原因の除去。長期的機能・審美回復〕
  ※内容は33頁参照

3　15の主訴をチェック

❷ 永久歯 C₂

患者の特徴
- □ 口腔内環境（プラーク量）がコントロールできていないハイリスク症例が多い
- □ う蝕発生、進行を繰り返している
- □ 補綴物、充填物など過去に C₂ 治療を行った履歴がある

病　態
- □ ①初発う蝕
  - （発生歯面）□ 咬合面
  - □ 隣接面
  - □ 唇側歯頸部（前歯）、頬舌側歯頸部（臼歯）
  - □ 歯肉縁上根面（歯肉退縮して露出した根面）
  - □ 歯肉縁下根面（セメント‐エナメル境より根尖側の歯面）
  - □ 埋伏歯が接触した根面（下顎第二大臼歯遠心根面など）
  - □ 金属等で修復した歯で、補綴物に覆われていない歯面、根面
- □ ②二次う蝕
  - （発生歯面）□ インレー、クラウン等の金属補綴物窩縁から象牙質への侵入
- □ ③治療中断 □ C₂ 治療を中断し仮封材が脱離、放置して露出した象牙質にう蝕が発生

症　状
- □ 知覚過敏、歯髄症状
  - □ 冷水痛
  - □ 温熱痛
  - □ 甘味痛
- □ 歯根膜症状
  - □ 食片圧入痛、食片圧入違和感
  - □ 咬合痛、咬合違和感

検査法
- □ 問診　□ 視診　□ 触診　□ デンタルエックス線
- □ 温度診　□ 脱灰度　□ 歯髄状況　□ 電気診（歯髄活性度判定）

診　断
- □ う蝕進行度
  - □ 深さ、大きさ
- □ う蝕進行速度
  - □ 進行性・停滞性鑑別
- □ 象牙質の硬さ、石灰化度
- □ 歯髄への感染、歯髄の生活力

計　画
- □ 歯髄処置・歯髄保護処置
- □ 実質欠損の充填
- □ 再石灰化・再発防止

処　置
- □ 応急処置
  - □ 軟象除去、仮封
  - □ 投薬
- □ 暫間処置
  - □ 歯髄保護
  - □ 光CR充填、グラスアイオノマー充填、鋳造インレー、アンレー、クラウン修復
- □ 確定処置
  - □ う蝕リスクの低減、歯周病リスクの低減
  - □ 耐久性の高い補綴物製作

❸ 乳歯 C₂

患者の特徴
- [ ] ハイリスク患者で多発、急速な進行
- [ ] 乳臼歯咬合面

病態
- [ ] ①初発う蝕
  - (発生歯面) [ ] 咬合面（乳臼歯咬合面裂溝から象牙質への進行）
  - [ ] 隣接面（隣在歯と接触する自浄性の良くない近遠心面）
  - [ ] 唇面、頰側面（平滑面での脱灰から窩への進行）
  - [ ] 充填物、補綴物とは離れた歯面での初発う蝕
- [ ] ②二次う蝕
  - (発生歯面) [ ] 充填物、補綴物辺縁からの二次う蝕
- [ ] ③急速な進行

症状
- [ ] 永久歯 C₂ と同様だが、小児は自覚症状を正確に述べることは難しい
- [ ] 「歯が痛い」と訴える

検査法
- [ ] 永久歯と同様
- [ ] 歯髄までの距離は、デンタルエックス線や軟象除去の処置中に判定

診断
- [ ] う蝕の進行速度、深さ、広がり
- [ ] 象牙質の硬さ、石灰化度
- [ ] 歯髄の生活力、症状の有無
- [ ] 乳歯の脱落時期予測

計画
- [ ] 歯髄処置（保存、覆髄、断髄、抜髄）
- [ ] 歯冠修復・充填
- [ ] 進行抑制・再石灰化（二次う蝕の防止、歯質の改善）
- [ ] 細菌コントロール（二次う蝕の防止）

処置
- [ ] 応急処置〔目標〕
  - [ ] 疼痛軽減（仮封、投薬）
  - [ ] 食片圧入防止
- [ ] 暫間処置〔目標〕
  - [ ] C₂ 拡大防止、C₂ → C₃ 進行阻止
  - [ ] 歯髄保存
  - [ ] 形態的回復（光 CR 充填、グラスアイオノマー充填）
- [ ] 確定処置
  - [ ] なし
  - [ ] 永久歯交換まで経過観察

❹ 知覚過敏

患者の特徴
- □ 特定の歯に症状が出るケース
- □ 天然歯全体に症状が出るケース　の2通りに分かれる

好発部位
- □ 歯頸部くさび状欠損
- □ 歯根露出(歯肉退縮)
- □ 側方力のかかる小臼歯

誘　発
- □ 自浄性の悪いプラークの付着しやすい歯面
- □ 清掃困難な歯面(歯肉縁下など)
- □ 清掃できていない歯面

原　因
- □ 歯肉退縮によって露出した根面にプラーク付着
- □ う蝕($C_2 \sim C_3$)
- □ 咬耗による象牙質露出
- □ 形成面の被覆不足(インレー、クラウンのマージンと形成面の不一致)
- □ 歯髄に近接する金属製作物(熱の伝導)
- □ 歯根亀裂・破折
- □ 歯冠亀裂・破折

検査法
- □ 痛覚検査(エアー痛、冷水痛、探針での擦過痛)
- □ 歯周病検査(ポケット診査、歯肉の炎症度)
- □ プラーク染色(歯面プラークの付着部位、量)
- □ 歯の形態(くさび状欠損などの形態的変化)
- □ 歯の亀裂検査(メチレンブルー染色、探針での歯根触診)

診　断
鑑別
- □ う蝕 $C_2 \sim C_3$・歯髄炎・歯髄充血

他の病名の併記
- □ 歯の亀裂・破折
- □ 補綴物不適合
- □ 外傷性の咬合

計　画
- □ 疼痛コントロール
- □ 原因除去

処　置
- □ 応急処置
  - □ PTC(Professional Tooth Cleaning)
  - □ TBI
  - □ 高濃度フッ化物バーニッシュ(塗布)
- □ 暫間処置・確定処置
  - □ PTC、PMTC
  - □ TBI
  - □ 薬剤バーニッシュ(フッ素系薬剤、接着性レジン系材料)、グラスアイオノマー材料塗布
  - □ 咬合調整
  - □ 歯冠修復(光CR充填、グラスアイオノマー充填、クラウン製作)
  - □ 根管治療(抜髄)
- □ 確定処置
  - □ 経過観察：症状消退の経時的変化を追跡する

❺ 永久歯 C_3 / 歯髄炎

患者の特徴
- ☐ 歯の痛みを放置
- ☐ 歯の痛みを感じない
- ☐ 歯科恐怖症
- ☐ 歯科治療が受けられない環境にあった

主な原因と好発病態
- ☐ 二次う蝕で歯髄に近接または露髄
  - ☐ 補綴物や充填物と歯質との境界に発生
  - ☐ 象牙質の厚みが薄い部位
  - ☐ 補綴物、充填物辺縁から細菌が侵入し、合着用セメントを溶解
- ☐ 初発う蝕で歯髄に近接または露髄
  - ☐ 咬合面、隣接面からの C_2 が進行
  - ☐ 根面う蝕、くさび状欠損が進行
  - ☐ 咬合力で歯冠亀裂が発生、亀裂線が歯髄に到達
- ☐ 治療中断
  - ☐ C_2 治療を中断し、仮封材も脱離、放置してう蝕進行

検査法
- ☐ 打診：垂直方向
- ☐ 触診：探針が入るか、セメント溶解などのチェック
- ☐ デンタルエックス線
- ☐ 温度診：冷水痛、温熱痛
- ☐ 電気診：歯髄反応
- ☐ 染　色：亀裂線をメチレンブルーで染色
  　　　　　う蝕検知液で軟化象牙質(軟象)を染色

診　断
- ☐ 露髄の有無
- ☐ 歯髄感染の有無
- ☐ 歯髄の生活力
- ☐ 補綴物、軟象除去時点での確定診断

計　画
- ☐ 疼痛コントロール
- ☐ 歯髄処置法
  - ☐ 歯髄保護、抜髄
- ☐ 歯冠修復法
  - ☐ 経過観察期間、間隔、方法

処　置
- ☐ 応急処置
  - ☐ 疼痛緩和
- ☐ 暫間処置
  - ☐ 軟象除去
  - ☐ 薬剤貼薬(水酸化カルシウム)
  - ☐ 覆髄、裏装(MTA)
  - ☐ 抜髄
  - ☐ 歯髄保存可能
    - →☐ 光CR充填、クラウン製作
  - ☐ 歯髄保存不可能
    - →☐ 抜髄→☐ 築造体＋クラウン製作
- ☐ 確定処置
  - ☐ う蝕リスクの低減(脱灰なし、歯肉炎症なし)へ指導
  - ☐ 耐久性の高い歯冠補綴物の製作

❻ 乳歯 C₃ / 歯髄炎

患者の特徴
- ☐ ハイリスク児→繰り返し発症
- ☐ 生活習慣(糖質摂食頻度:多い、時間:長い)
- ☐ 歯質の石灰化度が低い
- ☐ 細菌(ミュータンス菌)がハイレベル

好発年齢
- ☐ 前歯:ハイリスク児の2、3歳から
    (ローリスク児では発生少ない)
- ☐ 臼歯:ハイリスク児では3、4歳から
    (ローリスク児では6歳以降、混合歯列期まで)

主な原因
- ☐ 初発う蝕
    (急速に進行し、歯髄近接または露髄)
- ☐ 二次う蝕
    (補綴物、充填物辺縁から侵入した細菌が歯髄近接または到達)
- ☐ 治療中断
    (C₂治療を中断し、仮封材も脱離、放置してう蝕進行)
- ☐ 治療中の歯の仮封脱離(仮封材脱離を放置してう蝕進行)

検査法
- ☐ 打診:垂直方向
- ☐ 触診
- ☐ デンタルエックス線
- ☐ 温度診:冷水痛、温熱痛
- ☐ 電気診:歯髄反応

> 成人と同じ検査法だが、患者本人の返答は不明確・不正確の可能性あり

診断
- ☐ 露髄有無
- ☐ 歯髄感染の有無
- ☐ 歯髄の生活力 －永久歯より良い
- ☐ 補綴物、軟象除去時点での確定診断

計画
- ☐ 疼痛コントロール
- ☐ 歯髄処置法
- ☐ 歯冠修復法
- ☐ 経過観察期間、間隔、方法

処置
- ☐ 応急処置
    - ☐ 疼痛軽減(仮封、投薬)
- ☐ 暫間処置
    - ☐ 歯髄保存可能→歯髄保護処置(覆髄、断髄)
    - ☐ 歯髄保存不可能→抜髄
    - ☐ 歯冠修復(光CR充填、裏装グラスアイオノマー充填、乳歯冠)
- ☐ 確定処置
    - ☐ 不要:永久歯交換まで経過観察

❼ P 急発（急性歯周炎、急性歯肉炎）

患者の特徴
- ☐ 清掃不良
- ☐ 口腔内細菌が増殖しやすい
- ☐ 体力低下(疾患、高齢)

症　状
- ☐ 歯肉炎症(発赤、出血、排膿)
- ☐ 歯の動揺
- ☐ 咬合痛
- ☐ 一時的な歯の挺出
- ☐ 義歯着脱時の痛み(クラスプによる歯の移動)

主な原因と好発病態
- ☐ 清掃不良によるプラーク蓄積
- ☐ 体力低下(疲労、全身疾患)
- ☐ 継続的な食片圧入
- ☐ 深いポケット、分岐部病変を有する歯
- ☐ 進行した歯周炎の急性化

検査法
- ☐ 視診
- ☐ 触診
- ☐ ポケット診査(深さ、出血)
- ☐ 動揺度
- ☐ デンタルエックス線

> BOP(+)のポケットは、できるだけ消炎後に測定する
> ポケット間で細菌伝播の危険性あり

診　断
- ☐ 急性歯周炎の確定診断
- ☐ 鑑別診断で他の疾患でないことの確定

計　画
- ☐ 疼痛コントロール
- ☐ 急性症状への処置方法、期間
- ☐ 原因除去への処置方法、期間

処　置
- ☐ 応急処置
  - ☐ 疼痛緩和：投薬、咬合調整、固定(光CR等での連結)
  - ☐ 炎症消退：PTC
  - ☐ ポケット内洗浄(細菌を流す)、シリンジ、超音波
  - ☐ ポケット内への外用薬貼薬(テトラサイクリン系軟膏)
  - ☐ 全身への感染防止
    急性症状(+)でBOP(+)のときは、スケーリング・ルートプレーニング・ポケット測定を行わない(血流に細菌侵入の危険性あり)
  - ☐ 暫間処置
    - ☐ 細菌数減少：☐ ポケット内洗浄、歯肉縁上はPMTC
      - ☐ 歯肉縁上スケーリング、歯肉縁下スケーリング
      - ☐ 根面ルートプレーニング
      - ☐ TBI
      - ☐ 抗菌薬投与
- ☐ 確定処置
  - ☐ 原因除去：歯周炎の治療へ移行

[鑑別診断]
- ☐ 根尖性歯周炎(Per)
- ☐ 悪性腫瘍
- ☐ 歯根亀裂・破折

第2章　主訴対応

3　15の主訴をチェック

❽ Per / Per 急発（慢性根尖性歯周炎、急性根尖性歯周炎）

患者の特徴
- ☐ 多数歯治療歴あり（う蝕リスク高、体質的発症）
- ☐ 同一歯で複数回治療（治療の繰り返し）歴あり

症状
- ☐ 自発痛
- ☐ 咬合痛
- ☐ 歯肉腫脹、排膿
- ☐ 歯の動揺
- ☐ 無痛性（痛みを感じにくい体質）

主な原因と好発病態
- ☐ 根管内に細菌が侵入・増殖し、根管孔より歯槽骨へ拡散
  - ☐ 根管治療時の死腔（緊密でない根管充填）
  - ☐ 根管治療後の細菌汚染の残存（根管形成不足、側枝、化学的洗浄不足）
  - ☐ 根尖孔閉鎖不全（太い根管）
  - ☐ 根管充填時の根充材突き出し
- ☐ 根尖部歯根表面に細菌付着（バイオフィルム・歯石化）
- ☐ 歯根の外部吸収
- ☐ 外傷性咬合による歯根膜への過重負担

誘因
- ☐ 体力低下
  - ☐ 慢性炎症の急性化
- ☐ 清掃不良
  - ☐ プラーク蓄積による歯肉炎、歯周炎

検査法
- ☐ 視診
- ☐ 打診
- ☐ 触診
- ☐ ポケット診査
- ☐ エックス線画像診
  - ☐ デンタルエックス線での精査
  - ☐ CBCT（上顎大臼歯での精査）

診断
- ☐ 慢性／急性根尖性歯周炎
- ☐ 歯根嚢胞
- ☐ 歯根吸収

[鑑別疾患]
- ☐ 歯根亀裂
- ☐ 歯根破折
- ☐ 急性歯周炎

計画
- ☐ 疼痛コントロール
- ☐ 根管治療法、難易度
- ☐ 予後予測
- ☐ 経過観察方法、間隔

処置
- ☐ 応急処置
  - ☐ 咬合調整
  - ☐ 投薬（鎮痛薬、抗菌薬）
  - ☐ 補綴物除去（クラウン、築造体など）
  - ☐ 根充材除去
  - ☐ 根管口まで開通させ、排膿
- ☐ 暫間処置
  - ☐ 根管治療
  - ☐ 暫間歯冠補綴（光CR、コア＋クラウン）
- ☐ 確定処置
  - ☐ 高精度な根管治療（マイクロスコープ使用）
  - ☐ う蝕リスクの低減
  - ☐ 歯周病リスクの低減
  - ☐ 耐久性の高い歯冠補綴物の製作

❾ 歯冠破折 / 歯根破折

患者の特徴
- □ がっちりした体格
- □ 咬合力が強い
- □ 咬合悪習癖

症　状
- □ 咬合痛
- □ 歯の動揺
- □ 垂直性ポケットによる歯肉腫脹
- □ 食片圧入、歯の移動

原因と好発病態
- □ ①外傷
  - □ 歯牙打撲
- □ ②歯根強度の低下
  - □ 萌出してからの年数　□ 根面う蝕　□ 失活歯
  - □ 太い根管充填　□ 金属ポスト
- □ ③歯冠強度低下
  - □ う蝕治療中の歯冠で薄い歯質部分で咀嚼した
- □ ④歯冠への過大な咬合力
  - □ 外傷性咬合　□ 咬頭と窩の高低差が大きい歯冠形態
  - □ 咬耗して面接触になった咬合面　□ ブラキシズム

検査法
- □ 疼痛
- □ 動揺度
- □ 垂直性ポケットの有無(あり・なし)、深さ(　　　mm)
- □ 歯根触診：探針での段差触知
- □ エックス線像垂直性吸収
  - □ デンタルエックス線
  - □ CBCT

[鑑別疾患]　□ 急性歯周炎　　□ 重度歯周炎

診　断
- □ 歯根亀裂
- □ 歯根破折
- □ 保存：可能　不可能　判定困難
- □ 予後：安定見込　疑問　不良
- □ 機能可能期間予測：　　年

計　画
- □ 疼痛コントロール
- □ 保存不可の場合、抜歯術式・時期
- □ 保存可能な場合、処置術式、経過観察方法、間隔

処　置
- □ 応急処置
  - □ 咬合調整
  - □ 投薬
- □ 暫間処置
  - □ 歯冠固定(連結)
  - □ 歯根露出(歯周外科手術)→接着修復、歯冠固定
  - □ 抜歯→暫間的欠損補綴(義歯)
- □ 確定処置
  - □ 抜歯→確定的欠損補綴(インプラント)

第2章　主訴対応

3　15の主訴をチェック

❿ 義歯不適合

患者の特徴
- □ 口腔内清掃不良
- □ 義歯清掃不良
- □ 補綴物の定期的観察を行っていない（無調整）
- □ 口腔内状態の定期検査を行っていない

分類と原因
- □ ①咬合面の不適合
  - □ 咬合採得の誤り
  - □ 不安定な顎位
  - □ 人工歯の咬耗
  - □ 咬合高径の低下
  - □ 前歯部の突き上げ
- □ ④床縁、研磨面の不適合
  - □ 唇側床縁が厚すぎる（口唇を圧排している）
  - □ 頬側、舌側の床縁が短い（不安定感がある）
  - □ 上顎口蓋床縁が長い（異物感、嘔吐反射を起こす）
  - □ 下顎舌側後縁が長い（嚥下時違和感がある）
  - □ 研磨面が薄い（頬粘膜、舌のサポートが得られない）
- □ ②粘膜面の不適合
  - □ 印象時の誤差
  - □ 製作時の誤差
  - □ 使用後の顎骨吸収
  - □ 歯槽骨鋭縁、骨隆起
  - □ 床縁位置不良（顎骨上に床縁がある）
  - □ フラビーガム（上顎前歯部顎骨吸収）
- □ ⑤維持装置の不適合
  - □ 維持力不足（クラスプが歯面から離れている）
  - □ 維持力不足（クラスプの形態不良）
  - □ 維持力過多（着脱が困難）
  - □ 鉤歯が動揺し、義歯の維持力が低下
- □ ③人工歯排列の不適合
  - □ ニュートラルゾーンから外れた排列位置
  - □ 咬合高径が低い、高い
  - □ 咬合平面が水平的に傾いている
  - □ 咬合平面が近遠心的に傾いている

検査法
- □ 咬合 →
  - □ 下顎位（咬頭嵌合位、中心位）
  - □ 下顎運動位（左右偏心位、前方運動位）
  - □ 咬合の安定性、再現性
  - □ 咬合高径
- □ 粘膜面
- □ 顔貌
- □ 機能運動 → □ 咀嚼運動能力
- □ 現在使用している義歯：口腔内外で形態、咬合関係を観察

診断
- □ 現在の口腔機能
- □ 現在の補綴物の評価
- □ 目標とすべき補綴物の種類
- □ 機能的回復目標

計画
- □ 応急・暫間処置
  - □ 疼痛緩和
  - □ 機能力回復（一時的）
  - □ 形態回復（一時的）
- □ 確定処置
  - □ 耐久期間の設定
  - □ 機能性回復（咬合力・咀嚼運動）
  - □ 審美性回復
  - □ 進行性病変の阻止（顎堤の保存、残存歯の現状維持・回復）

処置
- □ 応急・暫間処置
  - □ 破折修理
  - □ 咬合面修正
  - □ 粘膜面修正
  - □ 辺縁形態修正
  - □ ティッシュコンディショナー
  - □ クラスプ調整
- □ 暫間処置
  - □ 咬合調整
  - □ フラビーガム改善
- □ 確定処置
  - □ 咬合位改善
  - □ 口腔機能訓練（咀嚼・発音・嚥下）
  - □ 新義歯製作

⓫ 智歯周囲炎 / 埋伏歯病変

患者の特徴
- ☐ 清掃困難、深いポケット形成がある
- ☐ 好発部位
  - ☐ 第三大臼歯
  - ☐ 過剰歯
- ☐ 好発年齢
  - ☐ 若年者：10代後半〜20代
  - ☐ 中高年：歯周病進行、歯槽骨レベルの低下
  - ☐ 高齢者：第二大臼歯喪失後、第三大臼歯の移動

好発病態
- ☐ 付着歯肉に囲まれていない、萌出した第三大臼歯周囲の歯周炎
- ☐ 粘膜下、顎骨内に埋伏する第三大臼歯による歯周炎
- ☐ 半萌出した埋伏歯の咬合面からのう蝕
- ☐ 埋没歯が接触している萌出歯（第二大臼歯など）の根面う蝕、歯根吸収

誘因
- ☐ 体力低下
- ☐ 免疫力低下
- ☐ 清掃不良
- ☐ 埋没歯の成長
- ☐ 埋没歯の移動

検査法
- ☐ 問診
- ☐ 視診
- ☐ 触診（☐ ポケット　☐ BOP）
- ☐ エックス線画像診（☐ パノラマ　☐ デンタル　☐ 必要に応じて CBCT）

診断
- ☐ 炎症の有無、範囲
- ☐ 埋伏歯の位置
  （深さ、隣在歯との類似・下顎管との距離、傾斜度、歯冠を覆う骨の有無）
- ☐ 隣在歯への影響：歯根吸収、う蝕の有無　あり・なし
- ☐ 骨吸収

計画
- ☐ 炎症の改善
- ☐ 第三大臼歯・埋状歯の保存可否
- ☐ 抜歯術式、難易度
- ☐ 保存方法、経過観察の間隔・方法

処置
- ☐ 応急処置
  - ☐ 消炎
  - ☐ 疼痛緩和
- ☐ 暫間処置
  - ☐ 投薬・洗浄
  - ☐ セルフケア指導
- ☐ 確定処置
  - ☐ 抜歯
  - ☐ 咬合処理
  - ☐ 経過観察

⓬ 健診

患者の特徴
- ☐ 健康意識高い
- ☐ きっちりしている
- ☐ 用心深い
- ☐ 心配性
- ☐ 神経質

来院動機
- ☐ 定期的に口腔内の検査を受けてきている。継続して検査を受けたい（転居・閉院）
- ☐ 健保組合や市町村から歯科健診の受診を勧められた
- ☐ 明確な症状はない（特定の主訴はない）が、全体的な検査を受けたい
- ☐ 乳幼児健診、学校健診前に念のために個別の検査を受けておきたい
- ☐ 乳幼児健診、学校健診後に精査を指示された

目　的
- ☐ リスク歯の発見
  - ☐ スクリーニング
  - ☐ 精密検査要否の判定
- ☐ 患者が安心感をもつ
  - ☐ モチベーションの維持

検査内容
- ☐ 口腔内診査（歯式、補綴物、う蝕）
- ☐ 歯周病検査（プラーク付着度、ポケット深さ、動揺度、コンタクト、BOP、歯槽骨吸収度）
- ☐ 口腔内清掃状況
- ☐ 粘膜病変
- ☐ 顎関節病変
- ☐ 上下顎骨病変
- ☐ 可撤式義歯検査（適合度、咬合、形態、維持力、清掃状況）

検査法
- ☐ 問診
- ☐ 視診
- ☐ 触診
- ☐ プラーク染め出し
- ☐ エックス線画像診（パノラマ・デンタル）

診　断
- ☐ 病変の有無、病名
- ☐ 主要リスク因子（う蝕、歯周病、咬合、粘膜等）
- ☐ リスク度（低、中、高）

判　定
- ☐ 問題なし
- ☐ 要精密検査
- ☐ 要治療
- ☐ 要リスクコントロール処置

リスクコントロールの方法
- ☐ セルフケアのみ
- ☐ セルフケア + プロフェッショナルケア
- ☐ プロフェッショナルケア + セルフケア
- ☐ プロフェッショナルケア + セルフケア + 治療
- ☐ 指導（次回の検査時期・方法説明）

⓭ 顎関節症

患者の特徴
病変の誘因
- ☐ 補綴物が多い
- ☐ 不正咬合
- ☐ 欠損部放置などによる歯列、咬合の変化
- ☐ 外傷（交通事故、スポーツ事故などによる頸部の打撲歴）

主な症状
- ☐ 開口時、閉口時の顎関節痛
- ☐ 筋肉痛
- ☐ 開口障害
- ☐ 雑音、クリック

> 主訴ではないが
> 気にしている人は多い
> 灰色領域の疾患

検査法
- ☐ 疼痛（顎関節、筋肉）
- ☐ 開口度
- ☐ 顎関節音
- ☐ 下顎運動路

診　断
- ☐ 疾患レベル（病名つける／疑わしい／正常）
- ☐ 原因の推定（　　　　　　　　　　　　　　　）

計　画
- ☐ 応急処置
  - ☐ 疼痛緩和
- ☐ 暫間処置
  - ☐ 開口訓練とスプリントの使用
- ☐ 確定処置
  - ☐ 原因除去

処　置
- ☐ 応急処置
  - ☐ 鎮痛薬投与
- ☐ 暫間処置
  - ☐ スプリント製作
  - ☐ 開口訓練
- ☐ 確定処置
  - ☐ 咬合が原因の場合：CO位＝クラウン位（一致させる）
  - ☐ CR位の安定化
  - ☐ 補綴物再製作
  - ☐ 矯正
  - ☐ 欠損補綴、インプラント補綴
  - ☐ 症状経過観察：定期チェック
- ☐ 咬合が原因でない場合：咬合が増悪因子にならないように咬合位の安定化
  - ☐ 可撤式装置：スプリント
  - ☐ 固定式装置：歯冠補綴→経過観察

第2章　主訴対応

3　15の主訴をチェック

⑭ 不正咬合

主な病変
- ☐ ①不正歯列
  - ☐ 歯列完成まで(乳歯列・混合歯列)
    - ☐ 叢生
    - ☐ 乳歯晩期残存
    - ☐ 空隙歯列
    - ☐ 先天性欠如
  - ☐ 歯列完成後
    - ☐ 近心傾斜(欠損の放置、歯周病進行)
    - ☐ 挺出(欠損の放置)
    - ☐ 転移
    - ☐ 腫瘍・外傷による歯の移動
    - ☐ 水平埋没歯

- ☐ ②不正咬合
  - ☐ 叢生
  - ☐ 上顎前突
  - ☐ 下顎前突
  - ☐ 過蓋咬合
  - ☐ 顎変形症
  - ☐ 開咬
  - ☐ 唇顎口蓋裂

- ☐ ③増悪因子
  - ☐ 態癖

検査法
診断
- ☐ (詳細は矯正関係の書籍を参照のこと)

計画
治療法
- ☐ 主訴の場合
  - ☐ 治療(詳細な治療法は矯正関係の書籍を参照のこと)
  - ☐ 目的、方法、期間、費用を明示する
- ☐ 主訴でない場合
  - ☐ 経過観察(期間、間隔、方法)
  - ☐ 患者教育(不正歯列・不正咬合による機能障害、他の疾患の発生)
  - ☐ セルフケア、プロフェッショナルケア
    (機能障害・他の疾患発生へのリスクコントロール)

⑮ 粘膜病変

高頻度な病変 （病名）	☐ 口内炎 ☐ 口角炎 ☐ 粘液嚢胞 ☐ カンジダ症 ☐ 口唇ヘルペス ☐ 舌炎（地図状舌、正中菱形舌炎、舌炎） ☐ エプーリス ☐ 乳頭腫 ☐ クインケ浮腫 ☐ フォーダイス斑 ☐ アレルギー ☐ 咬傷 ☐ 口腔乾燥症
見落としては ならない 悪性病変	☐ 口腔がん（扁平上皮癌など） ☐ 白板症（前がん病変）
検査法	☐ 問診 ☐ 視診 ☐ 染色 ☐ 病理検査（細胞診）
診 断	上記病名を特定、あるいは推定
処 置	☐ 応急処置（口内炎の場合） 　☐ ステロイド軟膏 　☐ CO_2 レーザー照射 ☐ 暫間・確定処置 　☐ 専門医へ紹介→精密検査→確定診断→病変に応じた処置

知っておこう！ 長期的安定の条件

　天然歯や補綴歯の寿命には、さまざまな要因が影響を与えている。その影響要因を見抜き、要因の除去・改善が必要である。「確定処置」終了後も、メインテナンス来院時に要因の検査と、状況に応じてコントロール処置を行う必要がある。
　以上の一連の処置は、寿命の短命化を避けることに貢献する。結果的に長期的に安定する口腔内を実現することができる。

歯の寿命に影響を与える要因

分野	要因	評価項目	到達目標
歯	エナメル質	石灰化度	高い
		厚み	摩耗・咬耗軽度
	象牙質	石灰化度	高い
		露出	（－）
	歯髄	感染	（－）
	形態	長さ	（修正不能）
		太さ	（修正不能）
		歯冠-歯根比	悪化させない
細菌	プラーク	量	減少
		性状	剥離しやすい
	バイオフィルム	有無	なし
	種類	う蝕原因菌	検出できない
		歯周病原因菌	検出できない
咬合	咬合位	CO位とCR位の関係	一致
	咬合関係	不正咬合の有無	正常咬合
	外傷性咬合	早期接触	（－）
		態癖	（－）
		天然歯側方運動	犬歯誘導またはGroup Funciton
	咬合支持	咬合支持数	14
		Eichner分類	A
	歯列	歯列分類	正常歯列

分野	要因	評価項目	到達目標
歯周組織	歯肉	炎症	（－）
	歯槽骨	歯槽骨レベル	喪失1/3以内
	支持組織	アタッチメントレベル	低下させない
		付着歯肉の幅	3mm以上確保
	歯根形態	複根の開き	（修正不能）
	歯根状態	歯根近接度	3mm以上離れている
補綴物・充填物	形態	カントゥア	補綴・修復時は理想形態に近づける
		咬合面形態	
		コンタクト	コンタクトゲージ50μm抵抗
	咬合接触	対合歯との接触	早期接触（－）側方・前方運動での干渉（－）
	適合度	マージン部	段差なし
		安定性	セメント溶解（－）
	材料	為害性	（－）
	表面性状	滑沢性	プラーク付着（－）対合歯摩耗性（－）

MEMO

第3章
生活歯治療

1. 浸潤麻酔 ………………………………… 58
2. 旧補綴物除去 …………………………… 66
3. 軟化象牙質除去 ………………………… 84
4. 窩洞の仮封 ……………………………… 90
5. ラバーダム装着 ………………………… 96
6. 接着処理 ………………………………… 106
7. コンポジットレジン充填 ……………… 114
8. レジン充填後の形態修正・咬合調整、研磨 … 122

生活歯のう蝕治療ステップ

1 診査

- 問診（35頁参照）
- 視診（35頁参照）
- 触診（35頁参照）
- 温度診（35頁参照）
- 電気診（145、148頁参照）
- デンタルエックス線画像診（35頁参照）

2 術前評価

- う蝕進行度（15、18頁参照）
- う蝕進行速度（15、18頁参照）
- 歯髄の状態（18頁参照）
  - 歯髄への感染
  - 歯髄の生活力
- 象牙質の硬さ（18頁参照）
- 脱灰度・石灰化度（15、18頁参照）

■ 診査　■ 評価・診断　■ 処置等

　生活歯のう蝕治療での目標は、治療が必要な歯を判別し、その歯に適した治療法を正確に行うことである。健全歯が治療対象にならないことは言うまでもないが、初期う蝕の状態、すなわち Ce（エナメル質初期う蝕）、C_1 の歯は修復治療の対象ではない。可逆性病変の段階にある脱灰歯面は、再石灰化促進の治療、またはセルフケア、プロフェッショナルケアという予防処置の対象である。

　本章で扱うのは、象牙質に及んだ C_2 レベルのう蝕である。また、歯髄が感染し、歯髄病変が生じている歯（C_3）で、その病変が可逆性で感染から回復できた場合は、歯髄保護処置後、本章の手順で修復治療を行う。

3 診断 　 4 処置

Ce、C_1 のケア方法

	セルフケア	プロフェッショナルケア	治療
健全歯・Ce	ブラッシング フッ化物配合歯磨剤の使用 フッ化物洗口 キシリトールガム摂取 正しい食生活	PMTC 高濃度フッ化物塗布	なし
C_1	ブラッシング フッ化物配合歯磨剤の使用 フッ化物洗口 キシリトールガム摂取 正しい食生活	高濃度フッ化物塗布 PMTC	原則として行わない

Ce → 健全歯・Ce
C_1 → C_1

C_2 →
1. 浸潤麻酔
2. 旧補綴物除去
3. 軟化象牙質除去

C_3 →
4. 窩洞の仮封
5. ラバーダム装着
6. 接着処理
7. コンポジットレジン充填
8. レジン充填後の形態修正・咬合調整、研磨

→ 歯髄保存処置・歯冠修復（コンポジットレジン充填など）
抜髄・歯冠補綴（クラウンなど）

C_4 → ①抜歯　②経過観察　③欠損補綴・咬合支持回復

　診査では、単に病名（C_2など）をつける目的で行うだけでは不十分である。処置方法を正確に選択するためには、う蝕の進行度、進行速度、歯髄状態、象牙質状態等を把握する必要がある。

　処置は、ステップに従って正確に行わなければならない。あるステップでの処置が不十分だった場合、品質不良の治療で終わることになる。たとえば、軟化象牙質の除去を「軟象除去」ステップで完全に行わないと、接着・充填作業が完全であったとしても、感染象牙質を残したままの不完全な修復となる。

　処置手順の遵守と正確な処置を常に心がけよう。

第3章　生活歯治療

1 浸潤麻酔

患者からの信頼を得る第一歩、できるだけ早く確実にマスターを！

　歯科治療において、痛みのコントロールは最重要課題です。浸潤麻酔（以下、浸麻）は生活歯や歯周組織への処置、口腔外科手術に欠かせません。浸麻は頻度が高く、難易度が低いので、最初にマスターしたい技術です。ポイントを押さえれば短時間で上達できます。

　患者は痛みに敏感です。初対面の歯科医師から治療を受けるときは、処置が痛くないかを全身をセンサーにして探っています。不快感を与えずに必要十分な浸麻を行うことができれば、患者の信頼感が高まった状態で処置に入ることができます。術者自身の自信もつきます。早い時期にマスターしましょう。

難易度	★
頻度	★★★　（1日数回）
所要時間	3分程度

※ 難易度：★（易）→★★★（難）／頻度：★（少）→★★★（多）

準備器材

- ☐ 電動麻酔器
- ☐ 麻酔針　30G（ゲージ）・ショート
- ☐ 麻酔薬
  - ・2％リドカイン8万分の1アドレナリン含有
    歯科用キシロカイン®カートリッジ
  - ・3％プロピトカイン0.03U/ml フェリプレシン含有
    歯科用シタネスト－オクタプレシン®カートリッジ

① メリット大！電動麻酔器による浸麻

電動麻酔器はまだまだ普及していないが、患者の不快感を軽減させることから、これからは必需品になると思われる。そこで、本稿では電動麻酔器の使用を基本とした浸麻の方法を解説する。

どんなメリットがある？

①スピード調整が可能
低速かつ一定速度で麻酔薬を注入できるので注入時の痛みを与えない。表面麻酔は不要となる。

②麻酔薬の苦味の減少
軟組織からの麻酔薬の漏れが少ないので、麻酔薬液が少なくてすみ、漏れによる薬品の苦味も減少する。

③確実な作業が可能
浸潤麻酔だけでなく、歯根膜麻酔も確実に実施できる。

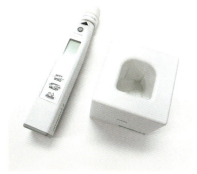

▲電動麻酔器の例。アネジェクトⅡ（日本歯科薬品）

注射針は何を使う？

30G・ショートの注射針を使用する。注射針のマーキング（赤印）の方向から薬液が出る。

a：30G・ショートの注射針パッケージ。
b：左丸内は針の切り込み。右丸内はマーキングの赤印。

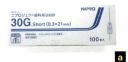 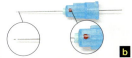

麻酔薬は何を使う？

①歯科用キシロカイン® カートリッジ
②歯科用シタネスト－オクタプレシン® カートリッジ

メインは①、サブに②を用意しておく。

a：歯科用キシロカイン®カートリッジ（デンツプライシロナ）
b：歯科用シタネスト－オクタプレシン®カートリッジ（デンツプライシロナ）

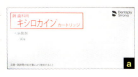 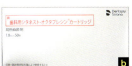

② 理解しよう！ 電動麻酔器による浸麻の手順と方法

治療の手順

① 針を曲げる ▶ ② 電動麻酔器を握る ▶ ③ 固定をとる（口唇の圧排）▶ ④ 直視する ▶ ⑤ 第1刺入点に刺入する（粘膜麻酔）▶ ⑥ 浸透させる（揉む、広げる）▶ ⑦ 第2刺入点に刺入する（傍骨膜麻酔）▶ ⑧ 第3刺入点に刺入する（歯根膜麻酔）

手順1 針を曲げる

針をしならせる。直線状の針はそのまま使用すると、手指の固定点がとりにくく危険。あらかじめ刺入と固定が容易な角度に針を曲げておく。刺入部位の近くに固定点をとることができると、より安定した処置ができる。

針の曲げ方

針を曲げる作業。針の中間点付近からしなるように曲げる。
針を根元から曲げると破折の原因になる。汚染を避けるため、先端には触れない。

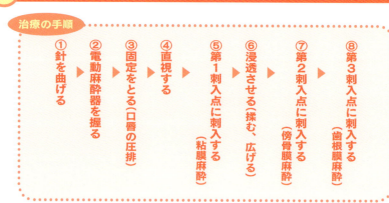

注意しよう！ 針先の切れ味は落ちてないか？

麻酔針は開封後の1回目の刺入時に切れ味がもっともよい。硬組織に接触すると針先が曲がり、切れ味も落ちる。その結果、2回目の刺入時は刺入時の抵抗が増し、組織の損傷も増加する。必要に応じて針先の交換を行うこと（とくに多数歯、広範囲に麻酔をかける場合などで）。

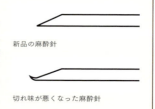

新品の麻酔針

切れ味が悪くなった麻酔針

手順2　電動麻酔器を握る

握って確実に固定する。握るタイプの電動麻酔器は重心の位置で握るため、軽く持つことができる。このため刺入時の感触を手で感じることができる。

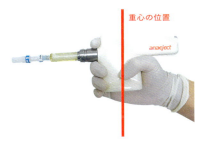

▶握るタイプの電動麻酔器は刺入点に近づいて固定点をとりやすい。

手順3　固定をとる（口唇の圧排）

患者の頭が安頭台（ヘッドレスト）に確実に固定されているか確認する。左手は頬骨や下顎骨を固定し、左指で口唇を圧排する。さらに、左手指先は歯槽粘膜に触れ、粘膜を圧迫する。

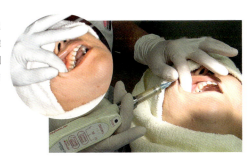

手順4　直視する

固定をとった状態で刺入点は直視できているはず。左手指先で圧迫した貧血帯は刺入点の感覚を一時的に麻痺させることができる。

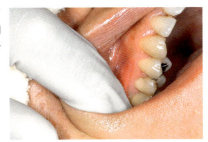

知っておこう！　なぜ指を使っての直視なの？

指による口唇や頬の圧排は、圧排の痛みを感じにくい。ミラーなど金属の細くて硬いもので力を加えられると痛みを感じやすい。また、ミラーでは横に引っぱる動作しかできない点でも不利である。指では押す、上下で広げるといった動作が可能で、視野の確保がしやすい。

手順5　第1刺入点に刺入する（粘膜麻酔）

第1刺入点は歯肉頬移行部より5mm前後離れた頬粘膜。歯槽骨に当てる必要はない。LOWモードでゆっくり注入し、粘膜の盛り上がりを観察する。

多くの場合、アドレナリンにより粘膜が白くなるが、これは麻酔薬が滞留している目安となる。粘膜が盛り上がっているか、組織が貧血している大きさはどれくらいか、注意深く観察しよう（刺入の詳しい手順は下図参照）。

手順6　浸透させる（揉む、広げる）

第1刺入点での注入が終わったら、いったん器械を安全な場所に置き、盛り上がった粘膜を指でよく揉み、麻酔薬を周囲の組織へよく浸透させる。

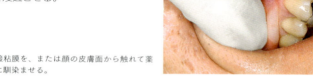

▶指で直接粘膜を、または顔の皮膚面から触れて薬液を粘膜に馴染ませる。

上顎臼歯部の浸麻法

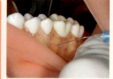

第1刺入点
▲口唇／頬粘膜を圧排し、直視する。歯肉頬移行部より根尖側を狙う。骨膜に近い結合組織内へ麻酔薬をゆっくり出し、徐々に進める。

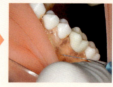

▲左手指で固定する。固定点はできるだけ刺入点の近くへ。

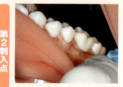

第2刺入点
▲傍骨膜麻酔。左手指で固定する。

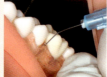

第3刺入点
▲歯根膜麻酔。2本の指で針を固定する。

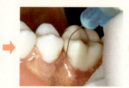

▲歯軸に沿った方向。垂直／コンタクト直下が最良。

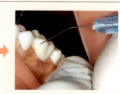

▲左手指で固定する。歯根膜内に入ると、針先に抵抗を感じる。

手順7 第2刺入点に刺入する（傍骨膜麻酔）

第2刺入点は、頰側歯肉縁を結ぶラインと歯の接触点を通る矢状面の交点となる歯槽粘膜。刺入点より数ミリ根尖側にある歯槽骨頂に向けてやや下向きに刺入する。針の開口方向に注意する。第2刺入点以降は、ポケットや他の刺入点から薬液が漏れることがあるので、喉や舌に麻酔薬が触れないように吸引する。頰側では、麻酔をする歯の1本遠心か、最後臼歯遠心で吸いとる。その際、唾液の分泌量も観察すること。唾液量が増えてきたら、麻酔薬で苦味を感じている可能性がある。

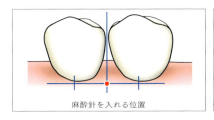
麻酔針を入れる位置

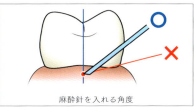
麻酔針を入れる角度

手順8 第3刺入点に刺入する（歯根膜麻酔）

第3刺入点はコンタクト直下の歯根膜を狙う。針の向きをしならせて湾曲を強めに調整し、歯根に沿って歯周ポケットに刺入する。針を進めると、歯根膜内に入ると抵抗があるので、針の中央部を指でガイドして針を進める。刺入順序は、近心→遠心→その他で行う。

上顎前歯部の浸麻法

第1刺入点
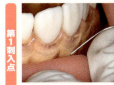
▲歯槽粘膜麻酔。口唇を圧排し直視する。根尖方向へ刺入する。

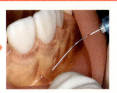
▲前庭が深いので斜め方向に入れる。

第2刺入点
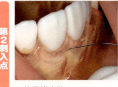
▲傍骨膜麻酔。

第3刺入点
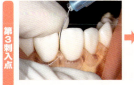
▲歯根膜麻酔。歯軸に沿って刺入。

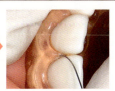
▲コンタクト直下を狙っている。

知っておこう！ 電動麻酔器の利点

麻酔量が少ないと痛みを感じるが、多ければよいというわけではない。量が多いと周囲に広がりすぎて口唇のしびれなどの症状が出たり、麻酔が切れるまで長い時間がかかる。また、麻酔の最中であふれ出た麻酔薬の味（苦味）を感じる。

従来の手動の麻酔器で処置する場合、その大半が漏れてしまうため、麻酔薬の注入量が多くなり、前述の症状が出やすい。しかし、電動麻酔器を使用すると、刺入時のブレが少ない。手で行う麻酔法と比べ、半分以下の麻酔薬の量で処置ができる。また、手動では固くて刺入できなかった歯根膜も、電動ではトルクもあり、当該歯の歯根膜の部分に30Gで入れることもできる。

処置内容別の麻酔方法

		刺入点		
		第1	第2	第3
目的	う蝕治療 抜髄	刺入量：0.2〜0.4ml 歯肉頬移行部よりも頬側寄りの窩洞粘膜に刺入。これは主に軟組織（口腔粘膜）を麻痺させることを目的とする。	歯槽粘膜に刺入。薬液量は第1より少ない。歯肉と傍骨膜麻酔で骨からの浸潤を期待して行う。歯槽粘膜の麻酔もここで行う。針先が骨に当たり、骨膜下で骨に当たるイメージで固定する。	歯根膜に刺入。歯根膜から根尖に麻酔薬を広げ、根尖孔をブロック。麻酔を効かせて、歯髄神経を麻痺させることが目的。
	抜歯	掻爬する場合もあるので骨に効かせる必要があり、第1刺入点と第2刺入点が重要。		可能ならば第3刺入点で歯根膜麻酔を行う。
	歯周外科	メインに行う。	フラップオペや骨整形する場合の操作も予想されるので、多めに染み込ませる。傍骨膜麻酔も必要。	垂直性骨吸収している場合は、根尖まで針先を入れて十分な量の麻酔薬を注入する。
	排膿切開	炎症部位の周囲に数か所刺入する。		

※「歯に効かせる場合」と、外科のように「骨に効かせる場合」、歯周外科のように「軟組織に効かせる場合」とで、各刺入点での注入量を増減させる。

注意しよう！ 手動による麻酔時の難しさ

第2刺入点

軟組織が骨のところまできているので、傍骨膜に入れた針先を動かさないようにしながら麻酔薬を入れたいが、傍骨膜は組織が硬いため、低速でじっくりと注入しなければならない。しかし、手では正確な固定が難しく、手がぶれて針先が上下してしまうために刺入点がゆるくなり、そこから薬液が逆流する。

第3刺入点

手動では歯根膜に浸透させるトルクをかけることは困難。
⇒麻酔薬が出てきたら、すべてあふれている。歯根膜は面積が少なく、適切に浸透できれば数滴で全体に広がる。

浸麻が効かないと言われたら？
⇒
- 薬液が届いていない
- 刺入点からの逆流
- 別の刺入点からの流出
- 薬液量不足
- 薬剤との相性が悪い
- 炎症部位への刺入
- 歯根膜麻酔が不十分

これらの要因が考えられる。

抜髄時に歯髄がまだ痛いと訴えられたら？
⇒露髄させてから髄腔内に**圧力をかけず**に追加することで効く可能性がある。

小児の患者の場合は？
⇒「確実に効かせる」「苦いので、漏れないようにする」「手際よく」「固定をしっかり」などを注意して行う。

高血圧の患者の場合は？
⇒コントロール良好ならばキシロカイン®でもよいが、コントロール不良の場合はアドレナリン非添加のシタネスト－オクタプレシン®を使用する。

MEMO

2 旧補綴物除去

適切な除去が、その後の処置の"質"を決定する！

　う蝕治療、根管治療、補綴物再製作のための前処置に旧補綴物・仮封材の除去があります。単に除去するだけでなく、う蝕や亀裂などの歯の判定も同時に行います。

[手技の目標]
①健全歯質にダメージを与えないで除去すること
②短時間で安全・快適に除去すること
③旧補綴物の切削は最小限ですませること

難 易 度	★ ～ ★★★
頻　　度	★★★
所要時間	3 ～ 10分

準備器材

- □ 除去用カーバイドバー
- □ ダイヤモンドバー
- □ 超音波スケーラー
- □ スプーンエキスカ
- □ クラウンオープナー
- □ インレークラウンリムーバーポイント
- □ ワムキークラウンリムーバー
- □ KAKO プライヤー
- □ 外科用エイヒピンセット
- □ ラバーダムセット一式(98頁も参照)

1 理解しよう！材料別の除去の違いと器材の使い方

補綴物や修復物は、その材料を「切断する」、歯面から「削り取る」、「剥離する」、「弾き飛ばす」、「浮き上がらせる」などの手段を使い分ける。まずは材料別の除去方法の違いと使用器材について理解しよう。

1．材料別、除去方法の違い

●セメント類
材料が軟らかく、機械的維持力が弱い材料。ダイヤモンドバーで削り取る。薄くなったら、弾き飛ばすことができる。

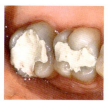

●コンポジットレジン（CR）
歯面に接着しているが削りやすい材料。接着面を完全に削り取るのみ。歯質と同色のため、削るときは硬さ・切削感触で歯質と区別する。エアーで乾燥させて歯質との色調を区別することもできる。その感触は、フィラーの含有率により、歯質に比べて硬・軟さまざまに感じられるので注意する。

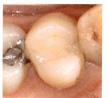

●石膏系仮封材（キャビトン）
とくに軟らかく、かつ機械的維持力も弱い材料。超音波で削る・弾き飛ばすことができる。

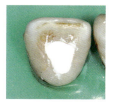

●メタルインレー
内側性窩洞であり、維持力を落とすと一気に外すことができる。切断線を入れて剥離する手順が適切である。

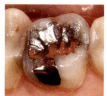

●全部金属冠（クラウン）
切断線を入れ、クラウンオープナーで剥離させるか、KAKOプライヤーで浮き上がらせる、またはワムキークラウンリムーバーで浮き上がらせることで容易に除去することができる（手順・詳細は77頁参照）。

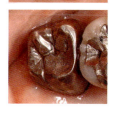

除去方法一覧

切断	削り取る	剥離	弾き飛ばす	浮き上がらせる
 	 	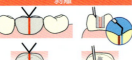	 	
維持力を落とす切断線を入れる。このあと浮き上がらせ、剥離して除去できる。	接着材料はすべて接着歯面が出るまで削り取れば除去できる。	切断線が入った金属に、歯質との境界に薄い器材を入れて剥離する。	材料に超音波などの振動を加えて、塊のまま弾き飛ばす。	切断により多少維持力が低下した補綴物の隙間（マージン）に爪のような形状の器材を入れて、維持力がさらに下がる上向きの力を加える。維持力が一気に下がり容易に除去できる。

種類別の除去方法一覧

方法	器材	非金属			金属			硬質レジン前装冠 陶材焼付鋳造冠 （メタルボンド）	
		セメント類	コンポジットレジン	オールセラミッククラウン	インレー	アンレー	全部金属冠	前装部分	金属部分
切断する	ダイヤモンドバー			○				○	
	カーバイドバー				○	○	○		○
削り取る	ダイヤモンドバー	○	○	○				○	
剥離する	クラウンオープナー			○		○	○	○	○
	スプーンエキスカ				○	○			
弾き飛ばす	超音波スケーラー	○		○	○	○			
浮き上がらせる	インレークラウンリムーバーポイント				○	○	○	○	
	KAKOプライヤー					○	○		○
	ワムキークラウンリムーバー					○	○		○

2．器材の種類と使い方

●除去用カーバイドバー（金属用）

　金属除去に最適。すぐ刃こぼれするため、消耗品となる。マイクロモーターでは、適切に固定すれば刃が飛ぶことは少ないが、エアタービンでは金属に引っかかって刃が飛びやすくなることに注意する。ポーセレンやコンポジットレジンでは刃こぼれが著しく、不向き。

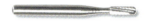

▶マイクロカーバイドバー FG1558（SS ホワイト）（マイクロテック）

●ダイヤモンドバー（コンポジットレジン、ポーセレン、ジルコニア、セメント除去用）

　ポーセレンやコンポジットレジンはフィラーが入っていて硬いため、ダイヤモンドバーが適している。比較的消耗しにくいが、形成で使用する場合より消耗するので、使い分けること。除去専用の製品もあり、やや高価だが時間短縮の効果あり。

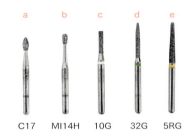

a，b：GC スムースカット®ダイヤモンドバー F・G（ジーシー）
c～e：メリーダイヤ I.D.A. 9本セット（日向和田精密製作所）

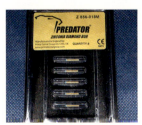

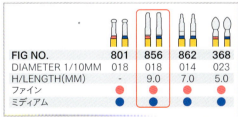

▲プレデター®シルコニア（クロスフィールド）。専用のダイヤモンドバーで、高価だが粒子が粗く、耐久性にすぐれる。窩洞形態に合わせてバーを決める。太いポイントは切削効率がよい。

2　旧補綴物除去

●超音波スケーラー（インレー、ガッタパーチャー、石膏系仮封材（キャビトン）除去用）

微振動により補綴物を弾き飛ばす。チップが磨耗し短くなるほど除去効果が低下するため、摩耗したチップは必ず交換する。本体とチップの相性が重要であり、チップは純正品の使用が望ましい。

▶筆者が使用するシロナNo.3L（デンツプライシロナ）。1mmの磨耗で25%、2mmでは50%の能力低下がみられると言われる。メーカーにより使い勝手が違うので比較するとよい。

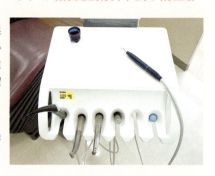

●スプーンエキスカ（インレー用）

維持力をある程度低下させたインレー（補綴物）の歯質と金属の隙間に入れて、くさび効果で剥離させ、テコの原理で浮き上がらせて除去する。

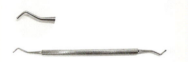

▲ラウンドエキスカベーター（タスク）

●クラウンオープナー

クラウンと合着セメントを剥離して維持力を低下させる。その後インレークラウンリムーバーで浮き上がらせると除去できる（手技詳細は81頁参照）。

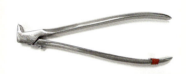

▲クラウンリムーバー（タスク）

●インレークラウンリムーバーポイント「S型」「くさび型」（インレー、クラウン、メタルボンドメタルフレーム部分用）

クラウンオープナーで維持力を低下させたクラウンを浮き上がらせて除去する器具。維持力が強い場合、浮き上がらせようと強い力を加えると、患者の歯根膜や骨に振動が伝わり不快に感じるため、断続的に行うか、他の方法に切り替えること。

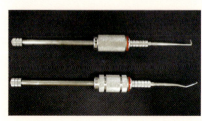

S型

くさび型

◀インレークラウンリムーバー（YDM）。頬舌面は幅の広いポイント（S型）を、隣接面には幅の狭いポイント（くさび型）を選ぶ（手技詳細は75、82頁参照）。

● ワムキークラウンリムーバー（クラウン、メタルボンドメタルフレーム部分除去用）

金属クラウンを効率的に除去する器具。金属の切削を最小限に抑えながら最小限の力で除去できる。無理な力で浮き上がらせようとすると器具を破折させるおそれがあるので、使用法を確認のうえ適切に行うこと。

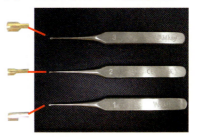

▶ ワムキークラウンリムーバー（クロスフィールド）

● KAKO プライヤー（メタルコア除去用）

メタルポストの除去に使用する。頬舌面の歯質とメタルとの境界にダイヤモンドバーで溝をつけて刃を入れる。

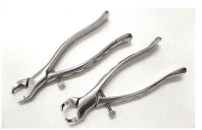

▶ KAKO プライヤー（タスク）。アジャスティングスクリューを合わせて固定してから、くさび効果でメタルを浮き上がらせる（手技詳細は78頁参照）。

※力を入れて引き抜こうとしてはならない。歯根を破折させるおそれがある。正しい使用方法は添付文書等で確認してください。

● 外科用エイヒ（鋭匙）ピンセット

先端が細い通常のピンセットでは滑ったり、つかみにくかったりする除去片を容易につかむことができる。誤飲防止に有効な道具。先端がスプーンの形状になっている。

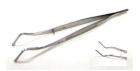

エイヒピンセットによる補綴物の除去

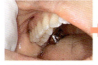

▲ 咽頭入口部付近に落ちた補綴物は誤嚥の危険性がある。まず、術者の指で、または患者の顔を横に向かせて左右どちらかの頬側へ補綴物を移動させる。次に、誤嚥の可能性がなくなった補綴物をエイヒピンセットにて口腔外へ取り出す。バキュームで吸う場合もある。

● ラバーダムセット一式

ラバーダムの使用により視野確保や誤嚥防止ができ、補綴物の除去が容易になる。その回収も簡単。エイヒピンセットとの併用で確実な回収につながる。

② 習得しよう！ 内側性補綴物の除去のしかた

除去を短時間で確実に、患者の負担を少なく行うためには、事前の診査と準備が必要である。もしそれを行わなければ、不確実なうえに時間がかかる処置になる。

1．術前診査

●除去する補綴物（仮封材）の種類を確認する

除去する補綴物の材質として右のものがある。それぞれの材質に合わせて使用するバーを使い分ける。

- ・金銀パラジウム合金　・金合金
- ・アマルガム　・ポーセレン
- ・コンポジットレジン　・硬質レジン
- ・仮封用セメント　・充填用セメント
- ・裏装用セメント

●形態を診査する

除去する充填物の形態は、直視（視診）とデンタルエックス線写真で診査する。直視では維持形態、デンタルエックス線写真では深さがわかる。しかし、いずれも厚みは正確にはわからない。

●窩洞内および根管を診査する

デンタルエックス線写真で、窩洞内う蝕のほか、裏装材・スクリューピンの有無を診査する。

●歯髄との距離を診査する

歯髄に近接するところがあるか、歯髄腔の狭窄など形態変化があるか、診査する。

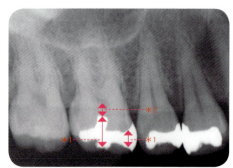

▶デンタルエックス線写真からは充填物の深さ（＊1）、窩洞内のう蝕、裏層材・スクリューピンの有無、歯髄との距離（＊2）などがわかる。

> **知っておこう！**
> **窩洞形態（維持形態）の評価法**
> 鳩尾形、グルーブの有無を補綴物の形態から判定する。それにより、使用する器材、バーの切削深度と除去方向を決める。

注意しよう！ 危険・不快操作の原因とその回避法

次のような、患者に不快な思いをさせる操作は避ける。

危険・不快操作の種類と解決法

	問題	説明	解決策
危険	リムーバーで口唇を傷つける	圧排が不足して口唇、頬粘膜、舌などの軟組織を巻き込んでしまう リムーバーが勢いよく口唇に引っ掛かり、口唇に裂傷をつくってしまう	維持力の大きい補綴物は、維持力を下げてから、リムーバーを使うこと
	除去した材料の誤飲・誤嚥	誤飲しやすい理由 ・形と大きさ 　小さくてツルツルしたもの 　※インレーのほうが飲み込みにくい ・患者の姿勢 　水平位から30°が起こりやすい ・患者の年齢 　高齢者ほど起こりやすい ・除去操作の不正確 　滑りやすいピンセット 　（器具の劣化・指の汚れ） 　つかむ操作が不正確であわてる	・補綴物がのどに落ちたときに即座に吸引できるように、準備、トレーニングしておく ・ラバーダムを装着してから除去処理を行う
	口唇の熱傷	加熱した器具を口腔内で使用する際に、口唇に触れる	・口唇の圧排 ・加熱器具の使用機会を減らす
	隣在歯を圧迫する	歯根膜は側方力に対して敏感なので、便宜器具で圧迫していないか確認	器具の挿入方向、隣在歯への接触度を確認して操作
不快	頭に振動が伝わる	上顎、リムーバー使用時に頭に振動が伝わり、患者に強い不快感が生じる	維持力の大きい補綴物は、維持力を下げてからリムーバーを使うこと
	時間がかかる	慣れていない場合ほど時間がかかり、また時間をかけている自覚が少ない	適切な方法を学び、診査をする。もし長くかかりそうな場合は休憩を挟み、患者の心理的・肉体的負担を減らす

口唇を傷つけるおそれのある例

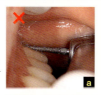
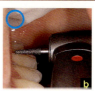
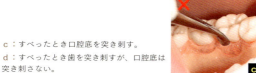

a：ダイヤモンドバーが頬粘膜に触れている。
b：頬粘膜が圧排されたダイヤモンドバーから離れている。

c：すべったとき口腔底を突き刺す。
d：すべったとき歯を突き刺すが、口腔底は突き刺さない。

2　旧補綴物除去

2．内側性補綴物除去の手順と方法

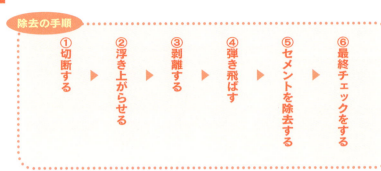

除去の手順：①切断する ▶ ②浮き上がらせる ▶ ③剥離する ▶ ④弾き飛ばす ▶ ⑤セメントを除去する ▶ ⑥最終チェックをする

手順1　切断する

切断線を入れる目的は維持力を下げること。金属の場合はカーバイトバーで、ポーセレン・レジン・セメントはダイヤモンドバーで、石膏系は超音波スケーラーで切断線を入れる。切断線はできるだけ短くできる場所を選ぶこと。

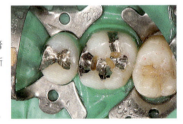

▶鳩尾型の維持力を落とすために3か所で切断したところ。

手順2　浮き上がらせる

切断線とスプーンエキスカのカーブを利用し、テコの原理で金属を浮き上がらせる。簡単に浮き上がらないときは切断線を追加する。

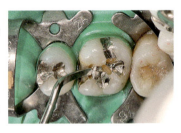

▶鳩尾型を切断して維持力がなくなったインレーを浮き上がらせたところ。

知っておこう！　トルクの熱と注水の与え方

生活歯には切削熱を与えないように注意する必要がある。タービンやマイクロモーターの回転数が高いと、流水下でも歯に切削熱が伝わり刺激となる。回転数を下げればトルク不足となり、切削力が不十分となる。回転数は取り扱い説明書を確認し、指定の回転数を守ること。また、作業中の注水と的確な吸引を常に心がける。

手順3 剥離する

頬舌面ではインレークラウンリムーバーのポイント「S型」を使用し、歯面からインレーを剥離する。ポイントの刃先と歯に滑らないように指で固定する。隣接面ではインレークラウンリムーバーのポイント「くさび型」を使用する。

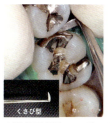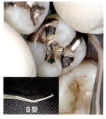

▲隣接面と頬側口にS型・くさび型を入れたところ。
※うまくいかなかった場合は、縦の切断線を入れる。

手順4 弾き飛ばす

超音波振動を利用して、インレーを弾き飛ばす。浸麻をしていない場合、チップを歯に直接当てないこと。インレーのみに当てる。超音波振動は、患者に不快感を与えやすいので要注意。

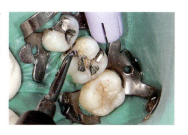

▶インレーに超音波振動をかけているところ。

手順5 セメントを除去する

金属と歯質の間は必ずセメントが介在する。適合がよい場合は薄い層として、適合が悪い場合は厚い層として残っている。除去の方法は、「削り取る」、「剥離する」、「弾き飛ばす」から選択する。

浸麻をしている場合は超音波スケーラーで弾き飛ばすことが可能であるが、浸麻をしていないの場合は、ダイヤモンドバーで削っていく、歯質を傷つけない方法が無難。

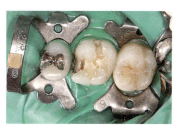

▶頬側・窩洞内の補綴物・セメントがほぼ除去できたところ。
※頬側溝に取り残したセメントは、この後撤去する。

手順6 最終チェックをする

❶除去した充填物が軟口蓋、口腔前庭に残っていないか、誤嚥していないか。金属は確実に回収できているか。
❷窩洞内にセメントなどの材料が残っていないか。軟化象牙質（軟象）については、この段階では残っていても問題ない。次のステップで除去する。

3 習得しよう！ 外側性補綴物の除去のしかた

外側性補綴物は、その形態により除去の難易度が異なる。容易なもの（①クラウン、②前装冠、③ポスト の順）から除去法をマスターしていく。

1．メタルクラウン・メタルコアの除去の手順と方法

除去の手順

① クラウンを除去する
- Ⓐ 一般的なメタルクラウン除去法
- or
- Ⓑ 切削量の少ないメタルクラウン除去法

▶ ② スケーラー、エキスカでセメント、二次う蝕を除去する

▶ ③ KAKOプライヤーでメタルコアを除去する

手順 1A　クラウンを除去する　〜一般的なメタルクラウン除去法〜

メタルクラウンの維持力は軸面の高さかグルーブでもたせている。軸面でもたせている場合は、頬側・舌側の中央部付近にグルーブのように切断線を入れて、頬側・舌側・咬合面の3面を近遠心方向に広げる方法で、頬舌面の維持力を落とす。維持力が落ちた結果、容易に浮き上がらせることができる。

除去の手段
⇒ 浮き上がらせる

知っておこう！　咬頭を含むアンレーの除去

もしアンレーに内側性・外側性の両方がある場合は、内側性窩洞の除去の方法で行う。内側性窩洞は外側性窩洞に比べ維持力があり、外側性の除去方法では外すことができない。つまり、アンレーは内側性窩洞（インレー）と考えて除去を行えば失敗はしない。もし外側窩洞（クラウン）の除去のほうが容易であるならば、そちらを選択してもよい。

注意しよう！　器材は消耗していないか？

ファイルやバーなどの消耗は、切削効率の低下、発熱の問題が起き、作業時間の延長や歯髄炎等の危険性がある。以下の器材は使用前に必ず消耗度をチェックし、必要なときに備えて新品を用意しておくこと。

- ・ファイル
- ・カーバイトバー
- ・ダイヤモンドバー

手順 1B　クラウンを除去する　～切削量の少ないメタルクラウン除去法～

①アクセスホールを書き込む
近心頬側で咬頭から2～3mm下の金属の厚みの下縁を狙う。

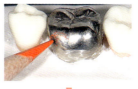

②アクセスホールを切削する
カーバイトバーFG1558でワムキークラウンリムーバー＃1よりひと回り大きいアクセスホールを切削する（幅4mm、高さ2mm程度）。深さは深いほうが効果が高く、咬合面の中央付近までとする。歯質とセメント間のセメントラインを狙う。

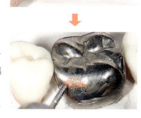

③ワムキーを試適する
ワムキークラウンリムーバー＃1を試適する。このとき抵抗なく入ることが重要。この時点では容易には回転しない。もし回転する場合は穴が大きいので、ワムキークラウンリムーバー＃2に変更する。

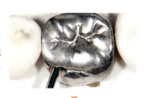

④アクセスホールの位置を確認する
この時点でアクセスホールはメタルと歯質の境界部を切削しているはず。もしそうでない場合はアクセスホールの位置を変えるか、通常の頬側から舌側への縦切開の方法へ切り替える。

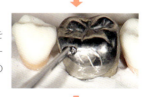

⑤クラウンを浮き上がらせる
適切にアクセルホールができていると判断したらワムキークラウンリムーバーを90°ひねる。クラウンは、容易に浮き上がる。

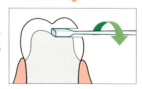

手順 2　スケーラー、エキスカでセメント、二次う蝕を除去する

クラウン除去後、セメントや二次う蝕を除去する。セメント除去時は超音波スケーラーの使用が効率的。

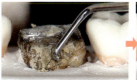 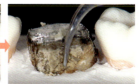

手順3 KAKOプライヤーでメタルコアを除去する

①境界に溝を形成する
頬側、舌側の歯質とメタルの境界に深さ1〜2mm、幅10mm程度の溝を形成する。

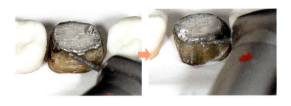

② KAKOプライヤーを溝に入れる
KAKOプライヤーを頬側、舌側の溝に入れる。

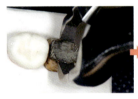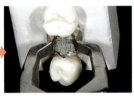

③メタルコアを浮き上がらせる
KAKOプライヤーのストッパーを調整しメタルコアを浮き上がらせる。このとき、メーカーの説明書のとおりに操作すること（自己流は危険）。

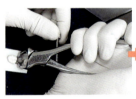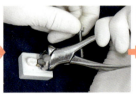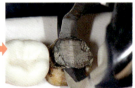

④裏層材、セメントを除去する
裏装材、セメントを超音波スケーラーで除去する。

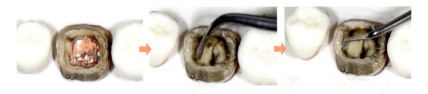

2．メタルボンドの除去の手順と方法

ポーセレン前装部はダイヤモンドバーで切断線を入れれば容易に剥離できる。唇側のポーセレンを前装させているメタルは通常薄いので、切断は容易。一方、舌側のメタルだけの場所はクリアランスにもよるが厚い場合があり、舌側より唇側を除去するほうが容易である。

簡単な除去方法は以下のとおり。
❶ まずポーセレンを剥離して金属を露出させる。
❷ 歯頸部から切縁部に至る浅い切断線を入れる。
❸ さらに切縁側で折り返す切断線を入れて広げる。
❹ 剥離をして浮き上がらせる。

除去の手段
前装部（ポーセレン部分）
　⇒剥離する

金属部（フレーム部分）
　⇒剥離する
　　浮き上がらせる

使用するバー

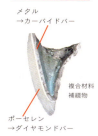

メタル
→カーバイドバー

複合材料
補綴物

ポーセレン
→ダイヤモンドバー

術前のデンタルエックス線写真（メタルポストあり）

通常 デンタルエックス線写真では、唇舌側の形態しか見ることができない。右写真のように近遠心方向の写真もほしいところだが、想像するしかない。唇舌側方向の写真より、近遠心面からポストの方向、歯質の厚みを、可能な限り推測しよう。

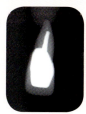
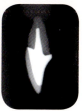

知っておこう！

除去は難しくない

除去が難しいと思う理由には、「除去する材料が多種類」、「窩洞（削る範囲）がわからない」、「補綴物の維持力と接着力をなくす方法があいまい」、「材料の違いによる器材の使い分けがわからない」などがある。しかし、まずその補綴物が接着か合着かを見極めるだけで容易に除去できるようになるはずである（下表参照）。これを理解し、実際にやっていくと直感的に判断できるようになって、その後は新たな組み合わせが出た場合でも、答えを導くことができる。

接着系と合着系の補綴物除去のポイント

合着系　→　維持力を落とす
接着系　→　接着面を破壊するまで削る

注意しよう！

メタルボンドは和製英語

陶材焼付鋳造冠のことを通称メタルボンドとよんでいるが、和製英語のため、日本でしか通用しない。この表現は国内限定で使用したほうがよい。海外ではPFM（Porcelain Fused Metal Crownの略）とよぶ。

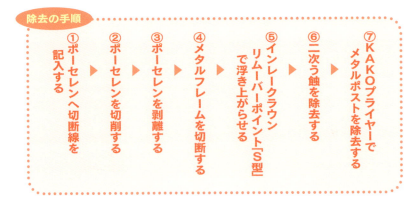

除去の手順: ①ポーセレンへ切断線を記入する → ②ポーセレンを切削する → ③ポーセレンを剥離する → ④メタルフレームを切断する → ⑤インレークラウンリムーバーポイント「S型」で浮き上がらせる → ⑥二次う蝕を除去する → ⑦KAKOプライヤーでメタルポストを除去する

手順1　ポーセレンへ切断線を記入する

前装ポーセレンに鉛筆で切断線を書き込む。頬側近遠心中央部に歯頸部から切縁および舌側のメタル境界部に及ぶ切断線を書き込む。

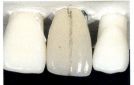

▶唇側中央から切縁を越えて舌側の中央まで鉛筆で切断線(ガイドグループ)を描く。

手順2　ポーセレンを切削する

切削効率を考え、ポーセレン除去用のダイヤモンドバー(プレデター®ジルコニア/クロスフィールド)を使う。通常のダイヤモンドバーを使用しても構わないが、ポーセレンでのダイヤモンド消耗率が激しいので注意する。

歯肉を傷つけないようにダイヤモンドバーを歯頸部から切縁方向に切断線に沿ってかき上げるように切削する。意識するのはバーの先端と中央部。切り込みは、ポーセレン、メタルともに必要だが、メタルは切断されていなくても構わない。

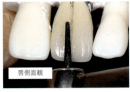
唇側面観

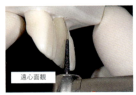
遠心面観

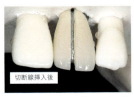
切断線挿入後

▲ダイヤモンドバーを当てる際、バーは軸面を使うため「立てるように(歯面に沿わせながら)」使うこと。初心者ほど先端を使いたがるが、先端から1/3〜1/2の範囲を使うつもりで行う。慣れてくると、ポーセレンの厚みが読めるようになる。

手順3 ポーセレンを剥離する

クラウンオープナーの先端を切断線に合わせ、隙間に挿入し、前装部分を近遠心方向に広げてメタル部分と剥離させる。

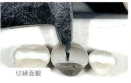
切縁面観

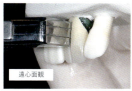
遠心面観

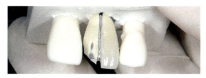

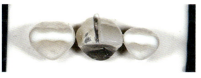

▲唇側面(左)と切縁面(右)の一部剥離した状態。ポーセレンが完全に除去されていなくてもよい。

手順4 メタルフレームを切断する

ポーセレンを剥離して露出したメタルフレームにカーバイドバーで切断線を入れる。続いて、クラウンオープナーでメタルを剥離する。

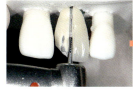

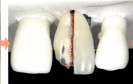

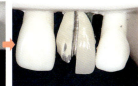

▲ポーセレンを剥離して露出したメタルフレームにカーバイドバーで切断線を入れる。
▲メタルの切断線を赤鉛筆で記入する。
▲切断線どおりにカーバイドバーで切削する。メタルの厚みは薄い。

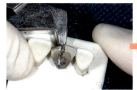

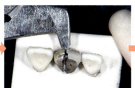

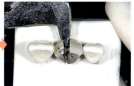

▲クラウンオープナーでメタルを剥離する。

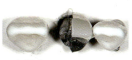
切縁面観

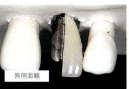
唇側面観

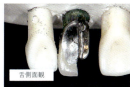
舌側面観

▲近心側1/2のフレームが外れ、メタルコアが露出した状態。

手順5 インレークラウンリムーバーポイント「S型」で浮き上がらせる

　手順4にて「クラウンオープナー」でメタルを最小限の力で(隣の歯を傷つけないように)広げているが、それでも取れない場合は、歯頸部に「S型」を使用して切縁方向に浮き上がらせる。この時点で強い力を要する場合は、クラウンの維持力がまだ強いので**手順4**に戻る。

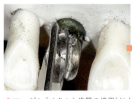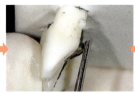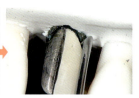

▲マージン(メタルと歯質の境界)にリムーバーポイントの先端を入れて振動を加え剥離する。

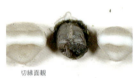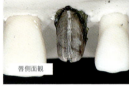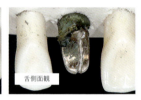

切縁面観　　　　　　唇側面観　　　　　　舌側面観

▲前装冠が完全に除去された状態。

手順6 二次う蝕を除去する

　マージン部分の二次う蝕をスプーンエキスカ、超音波スケーラーで除去する。合着セメントも同様に超音波スケーラーで除去する。

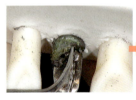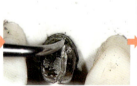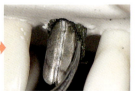

知っておこう！　インレークラウンリムーバーポイントによるメタルフレーム除去のコツ

　インレークラウンリムーバーポイント「S型」のツメが一番かかりやすい位置を探すこと。主なかかりやすいところとして、以下の箇所が挙げられる。
- クラウンの適合がよくない箇所
- 歯質がう蝕などで崩壊している箇所
- 歯肉縁下より歯肉縁上(縁下は歯肉を傷つけるおそれがあるので避ける)

手順7 KAKOプライヤーでメタルポストを除去する

KAKOプライヤーでメタルコアを浮き上がらせて除去する。引き抜く際は、器具を振動させない。加えるのは握る力だけとする。メタルコアや歯を動かすと歯根破折や亀裂の原因となる。

①歯質とメタルの境界へ溝をつける

ダイヤモンドバーで歯質とメタルの境界に溝をつける。

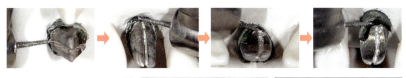

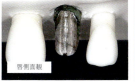
唇側面観

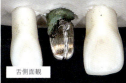
舌側面観

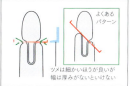

②アジャスティングスクリューを固定する

コアの幅径に合わせてKAKOプライヤーのアジャスティングスクリューを固定する。

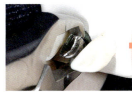
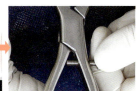

③メタルコアを浮き上がらせる

握る力だけでメタルコアを浮き上がらせて除去する。

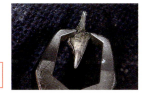

 引っ張らない・左右に揺らさない

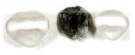
切縁面観

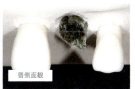
唇側面観

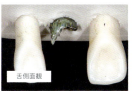
舌側面観

2 旧補綴物除去

3 軟化象牙質除去

歯髄にダメージを与えずに過不足なく除去しよう！

生活歯治療の予後に軟化象牙質(以下、軟象)除去の成功・不成功が影響します。理想的な軟象除去は、下記の3つの条件を満たさなければなりません。

[理想的な軟象除去]
① 健全象牙質を削除しないこと
② 歯髄に物理的刺激やダメージを与えないこと
③ 歯髄には一切細菌感染させないこと

難易度	★
頻度	★★★
所要時間	5～15分 ベテラン：5～7分 研修医　：15～20分

準備器材

☐ 浸麻器材一式(59頁参照)
☐ ダイヤモンドバー
☐ エキスカベーター 大・小
☐ う蝕検知液
☐ 探針
☐ デンタルフロス
☐ ラバーダムセット一式(98頁参照)

1 理解しよう！ 軟象除去の使用器材と診査法

現在では健全歯質を残して、病的な組織だけを除去することに関心が向いている（MI：Minimal Intervention の概念）。これは接着修復技術の進歩による変化といえるだろう。近年では、歯髄をできるだけ保存していくうえで軟象除去を行い、さらに象牙質内の細菌をいかに除菌するかへの関心が高まっている。

1．器材の種類と使い方

●ダイヤモンドバー

使用目的は、①軟象へのアクセスのために、エナメル質やコンポジットレジン（CR）層を除去する、②窩洞の辺縁形態を整理し、滑らかな概形にする、③フリーエナメルとアンダーカットを除去する、ため。軟象を除去する目的では使えない（その場合はエキスカベーターを使用）。

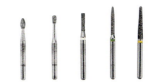

●エキスカベーター 大・小

筆者は「自分の手で象牙質の硬さ・軟象の進行度が触知できる」ハンドインスツルメントを重視している。軟象を過不足なく確実に除去するためにはエキスカベーター（以下エキスカ）が最適。エキスカは切れ味、持ちやすさ、耐久性の良いものを選ぶ。常に予備の新品を用意し、切れ味が悪くなったと感じたら、予備の新品と「切削効率」「力加減」を比較し、切れ味が明らかに劣っているものは交換すること。

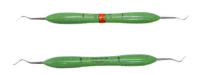

▶ LMバックアクションエキスカ（白水貿易）

**切って
おこう！ ラウンドバー使用の是非**

ラウンドバーは振動や過剰切削の問題や手の感触をとらえにくいといった理由があるため、使わないほうがよいと考える。手用エキスカで行うより、すぐれた手段とはいえず、筆者は使用していない。どうしても使用するときはスチール製ではなくカーバイド製がよい。

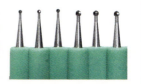

● う蝕検知液

　う蝕検知液を使用しないで、軟象を正確に除去することはできない。「短時間で染まる」、「軟象が染まりすぎない」特性のあるものを採用する。

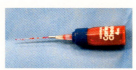

▶カリエスチェック（ニシカ）。5秒染色後、判定。

● 探針（片針）

　軟象の「硬さ」を判定するときには、エキスカのような刃物とともに微妙な感触を認知できる探針を使用し、その感触を優先させる。

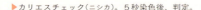

● デンタルフロス

　隣接面の歯面粗造感を調べるときに使用する。

2．咬合面・隣接面のチェックポイント

● 視診
・エナメル質の崩壊度
・象牙質の色
・う窩の有無

● デンタルエックス線画像診
・透過像の有無（象牙質の脱灰度）
・う窩の歯髄近接度
・歯髄の形態

● 触診
・探針での咬合面のスティッキー感
・探針の隣接面からの水平方向侵入度

● フロスによる診査
・隣接面の粗造感

軟象範囲のチェック法

　下記の4点をデンタルエックス線写真から読みとる。歯が重なって判読できない場合は、角度を考えてもう1枚撮影し、読影する。
❶水平方向の深さ
❷垂直方向の深さ
❸歯髄との距離
❹侵入点

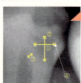
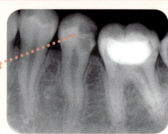

② 習得しよう！ 軟象除去のしかた

　冒頭で挙げた3つの条件を確実に実践する。この手順の良し悪しが予後の可否に反映される。軟象除去は、以下の手順で処置を確実に行えば、ほとんどのケースで予後不良による抜髄へと進むことはない。「歯髄炎」「不快症状」「二次う蝕」などのトラブルを防ぐこと。

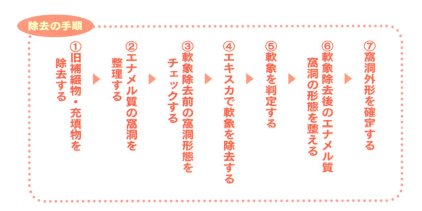

除去の手順
① 旧補綴物・充填物を除去する
② エナメル質の窩洞を整理する
③ 軟象除去前の窩洞形態をチェックする
④ エキスカで軟象を除去する
⑤ 軟象を判定する
⑥ 軟象除去後のエナメル質窩洞の形態を整える
⑦ 窩洞外形を確定する

手順1　旧補綴物・充填物を除去する

　詳細は74～83頁参照のこと。

手順2　エナメル質窩洞を整理する

　軟象が直視できるように（**手順5**参照）、フリー（遊離）エナメルは削除する。エナメル-象牙境での取り残しは十分注意し削除する。象牙質が直視できないとエナメル-象牙境での取り残しが発生しやすい。

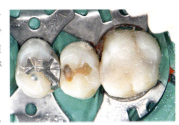

▶インレー除去直後の状態。近心隣接面にう蝕が残っている。

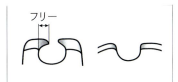

▶フリーエナメルの模式図。右のようになるよう削除する。

手順3 軟象除去前の窩洞形態をチェックする

象牙質が直視できるか、充填物・セメントの取り残しはないか確認する。

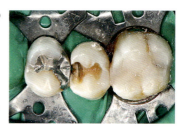

▶近心隣接面のう蝕を除去した状態。咬合面側にフリーエナメル。近心隣接面側に脱灰したエナメル質が残っている。

手順4 エキスカで軟象を除去する

エキスカで象牙質に触り、抵抗感がない軟象は除去する(エキスカで除去すべき軟象)。除去の際は以下の点に注意する。
- エキスカの刃は歯髄方向に力を入れて向けないこと
- 常にエナメル質側にエキスカの刃を向けるようにする
- 歯髄に近い軟象は無理に剝がさない。セメント裏装後、後日除去することも検討する

なお、ラバーダムを使うと視野確保と誤飲防止になる。大臼歯の治療では作業がしやすくなりスピードアップにもつながる(ラバーダムは100〜103頁参照)。

手順5 軟象を判定する

探針・エキスカでの触診で、軟象の感触を確認する。本来象牙質の色は透明であり、白濁した個所を見て、取るか、取らないかを判断する。また、う蝕検知液で染まるか、染まらないか(染まった場所、色の濃さ、表面性状)を観察する。

以上により、除去しなければならない軟象か、残すべき軟象か、確実に判定する。ただし、歯髄に近い軟象は、この時点では露髄を避けるために残すこと。

探針・エキスカでの触診の感触	
硬化象牙質	探針やエキスカで傷がつかない
健全象牙質	ひっかき傷がつくが、はじかれるような感触
軟化象牙質もしくは石灰化度が低い	傷がついて少し削れる
軟化象牙質	エキスカで削れる・はがれる・ポロポロ取れる

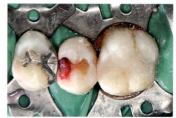

▶う蝕検知液で染めた状態。近心隣接面の窩洞には軟象が残っているが、咬合面遠心側は健全象牙質のみ。

手順6　軟象除去後のエナメル質窩洞の形態を整える

- **フリーエナメルを丸める**
    - →破折防止
    - ※エナメル質の厚さ1.0mm以下は落としたほうがよい。
- **エナメル質鋭縁を丸める**
    - →舌感向上
- **滑らかな窩縁外形とする**
    - →仮封しやすい形態。健全な象牙質も一定幅で出す。

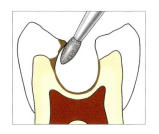

手順7　窩洞外形を確定する

咬合力のかかる部位での充填の厚みは「1.5mm」必要と言われており、その厚みは確保したい。しかし、現実は1mm程度の幅しか確保できないケースもある。

フリーエナメルへの対応は以下のとおり。

- **咬合面のエナメル質**
    - →確実な充填ができるよう、外開き形態にエナメル-象牙境をカットする。ただし、仕上げは充填直前に行う。
- **隣接面のエナメル質**
    - →原則は落とすが、窩洞の形態が隣接面で縁下になりそうなときは残す。
- **咬頭頂付近のエナメル質**
    - →機能咬頭1.5mm、非機能咬頭1.0mmの厚みが確保できるようにエナメル質をカットするのはよい。

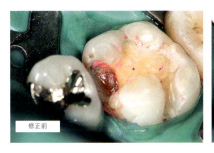
修正前

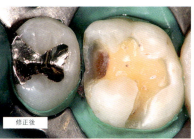
修正後

> **CAUTION**　手順2～5は軟象が完全に除去できるまで繰り返し行うこと

> **注意しよう！　象牙質石灰化度を判定する**
> 　象牙質には個人差があり、なかには健全象牙質なのにエキスカで引っかくと傷がつくような象牙質の人もいる。「硬さの判定」「検知液での染色診査」をして、象牙質の石灰化度と脱灰有無を評価する必要がある。

3　軟化象牙質除去

4 窩洞の仮封

次の処置まで窩洞内の汚染を防止する！

歯髄症状の経過観察と象牙細管の消毒の必要性から、即日充填よりもいったん仮封する方法が確実です。1週間程度後に治療歯の症状を検査し、問題なければ、充填をする手順が術後のトラブルの少ない方法といえます。そのためにも経過観察期間は確実に窩洞を封鎖する必要があり、仮封はそのステップとして重要です。

[仮封の所要条件]

①次回の処置まで窩洞を封鎖し、内部を露出させないこと
②窩洞内に唾液、細菌等が侵入しないこと
③仮封中は一切症状が出ないこと

難易度	★
頻度	★★★
所要時間	3～5分

準備器材

- ☐ カルボキシレートセメント
    - ☐ ハイ-ボンド カルボセメント
    - ☐ ハイ-ボンド カルボプラス
- ☐ セメント充填のための器具類
    - ☐ 紙練板
    - ☐ プラスチックスパチュラ
- ☐ ディスポシリンジ
- ☐ 平頭充填器（解説略）
- ☐ セメント充填器（解説略）
- ☐ 綿球（コットンペレット）
- ☐ タイマー（108頁参照）
- ☐ 水酸化カルシウム（ウルトラカルとチップ）
- ☐ キャビトン（白）

1 理解しよう！ 仮封の使用器材と使い方

●カルボキシレートセメント
①ハイ - ボンド カルボセメント
　カルボキシレートセメントの特徴である歯髄刺激の軽減に加え、その接着性の強さから、辺縁漏洩の抑制が期待できる。
　粉液比は以下のとおり。
合着用＝粉1杯：液3滴
裏装用＝粉1杯：液2滴
仮封用＝粉1杯に対し液2滴
　この場合、操作時間は2分で、硬化時間は3分となる。充填用と合着用は混水比が違うので間違えないようにすること。辺縁漏洩がしにくく耐久性もあるので、仮充填するときも、このセメントが適している。

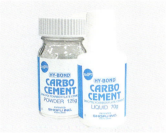
▲ハイ - ボンド カルボセメント（松風）

②ハイ - ボンド カルボプラス
　通常のハイ - ボンド カルボセメントより強度、耐磨耗性が向上しているため、仮封の信頼性がより高い。
　粉液比は以下のとおり。
合着用＝粉1杯：液3滴
裏装用＝粉1杯：液2滴
仮封用＝粉1杯：液2滴
　この場合も操作時間は2分、硬化時間は3分となる。

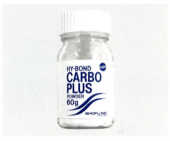
▲ハイ - ボンド カルボプラス（松風）

●セメント充填のための器具類（紙練板・プラスチックスパチュラ）
　カルボキシレートセメント充填の際は、セメントが固着する、ガラス練板・ステンレススパチュラを使用しない。必ず紙練板とプラスチックスパチュラを使用すること。

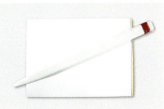
▶プラスチックスパチュラと紙練板

●ディスポシリンジ

　練和したセメントを平頭充塡器等で直接仮封するよりも、ディスポシリンジを使用して充塡部位へアクセスするほうが短時間で確実な操作ができる。練和したセメントの気泡混入を少なくし、窩洞外への付着を避け、窩洞の深い部位にも確実にセメントが届く利点がある。

　半透明のノズルを選び、セメントの残量を確認する。平頭充塡器の使用は、窩洞外へ付着しやすく操作困難。

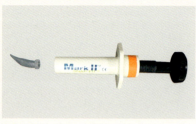
▲C-Rシリンジ マークⅡ（セントリックス）

●綿球（コットンペレット）

　手で綿球を製作すると、品質にばらつきが生じてしまう。既製綿球を使用したほうが確実。綿球の製作時間が不要なことから、既製品を使用するほうが費用対効果が高いといえる。充塡されたセメントの整形時に使用する。

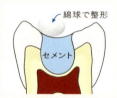

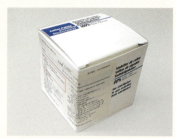
▲リッチモンド コットンペレット（Richmond）

●水酸化カルシウム（ウルトラカルとチップ）

　歯髄覆髄用に仮封前に歯面に裏装する。シリンジタイプは窩洞内に塗布しやすい。

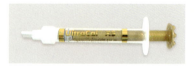

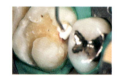
▶ウルトラカル XSJ（ウルトラデントジャパン）と窩洞内に塗布しているところ。

● **キャビトン(白)**

　練和の必要がないため、カルボセメントより容易に仮封を行うことができる。辺縁封鎖性はカルボキシレートセメントより劣るが、内側性窩洞には適している。ただし、歯髄に近接する深い窩洞にキャビトンを押しつけると、圧力で歯髄に炎症を起こすことがあるので、無圧的な操作ができるカルボキシレートセメントを選択すること。根管治療など失活歯の場合は圧接しても問題ないので、キャビトンは適している。

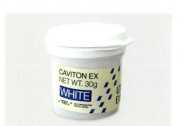

▶ キャビトンEX(白)(ジーシー)

患者へ必須の説明事項

　窩洞の仮封を行った場合、以下の点について説明することが重要であり、忘れないように気をつけること。
①歯髄症状が出た場合の対応
②仮封材が脱離した場合や減った場合の対応
③硬化時間と食事の制約について
④仮封の期間について

3Mix療法による歯髄保護処置

　筆者の医院ではう蝕治療や根管治療で3Mixという抗菌薬も使用している。3Mixは、偏性嫌気性菌の殺菌効果のあるメトロニダゾールを主成分に、他の2種類の抗菌薬を自家調合したもので、象牙細管内の細菌を死滅させる。う蝕を取り除いた歯の表面に3種の抗菌薬を塗り、1週間程度置いておくことで歯の神経を正常化して、神経を残すことができる。3種類の薬剤は個々には認可が得られているものの、混合使用は認可外使用となるため、患者に安全性や有効性など十分な説明を行い、インフォームドコンセントを得たうえで、歯科医師自身の責任において行うことになる。歯の長期維持に有効な神経の保存に役立つため、筆者は有効な方法と考えている。
　この治療法は健康保険外であり、自由診療となる。

② 習得しよう！ 窩洞の仮封のしかた

仮封が不十分であれば、象牙質への細菌侵入が再び起きる。

仮封の手順

① 器具と窩洞の準備を行う ▶ ② セメントを充填する ▶ ③ 概形を付与する ▶ ④ 咬合をチェックする ▶ ⑤ セメント仮封を完成させる

手順1　器具と窩洞の準備を行う

①水洗・乾燥させる

窩洞を水洗し、乾燥させる。エナメル質と象牙質は、新鮮面を出す。汚染された歯面では封鎖性が劣る。

②ノズルを準備する

アシスタントがセメントの準備と練和を行い、シリンジノズルにセメント泥を入れる。

③シリンジ本体を渡す

ノズルをシリンジ本体にセットし、術者に手渡す。

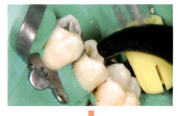

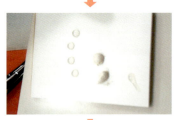

手順2　セメントを充填する

術者はセメントを窩底から注入する。シリンジを咬合面側へ徐々に浮き上がらせて、窩洞と同じ高さまで充填を続ける。安定した封鎖にはセメントは3mm以上の厚さが必要。

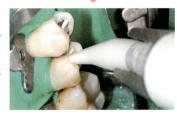

手順3 概形を付与する

流動性が低下して、平頭充填器にこびりつかなくなった頃に、少し湿らせた綿球で余剰セメントを除去する。さらに流動性が低下したら綿球、探針、平頭充填器やセメント充填器で咬合面や隣接面形態を整える。形態を付与するのは、窩洞中央から窩縁への方向だけで、窩縁から中央への方向は、封鎖性を損なうので絶対に行わない。

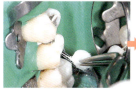 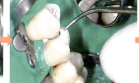 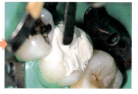

▲綿球：概形を付与し、余剰セメントを除去する。　▲探針・平頭充填器：硬化中に咬合面形態を付与する。

手順4 咬合をチェックする

セメント硬化（ハイ-ボンド カルボセメント、ハイ-ボンド カルボプラスともに3分）の後、咬合調整を行う。咬合が高い場合はダイヤモンドバーで修正し、低い場合はセメントを追加する。

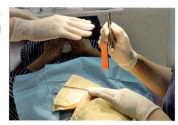

手順5 セメント仮封を完成させる

以下の3つチェックポイントを満たしていることを必ず確認する。
① 辺縁封鎖ができているか
② 咬合干渉が認められないか
③ 余剰セメントが隣在歯や対合歯に付着していないか

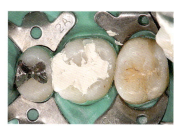

困ったときは？

次回の処置日までに仮封材が減ったり、一部崩壊した場合は？
⇒窩縁の封鎖が確保され、厚みが3mm程度であれば問題ない。

もしセメントが剥がれてしまったら？
⇒まず封鎖性をチェックする。辺縁封鎖ができていなければ、軟象除去、覆髄処置をもう一度行い、確実な仮封をする。このままで次のステップに進むのは、歯髄感染等の問題が生じる可能性があり危険。

4　窩洞の仮封

5 ラバーダム装着

処置が簡単・確実になる！

　ラバーダムをしないと以下の①〜④が不十分となり、治療の品質低下、治療時間の延長を招きます。今までの治療経験を振り返り、ラバーダムの必要性と重要性を認識しましょう。

[ラバーダムの効果]

①術野が見やすくなる→とくに第二大臼歯の治療時に、もっとも高い効果が得られる
②唾液や口腔内細菌の飛散が少なくなり、術者と術野が清潔な環境で治療できる→根管治療、小児の治療で有効
③防湿ができる→接着操作で有効。下顎大臼歯では唾液汚染を防止
④頰粘膜、舌を圧排できる→作業がしやすくなる

難易度	★★
頻度	★★★
所要時間	2〜3分

準備器材

- □ クランプセット
  - □ クランプ
  - □ ラバーダムフレーム（大・小）
  - □ クランプフォーセップス
- □ ラバーダムセット一式
  - □ ラバーダムシート
  - □ ラバーダムパンチ
  - □ ラバーダムテンプレート
- □ ボールペン／サインペン（解説略）
- □ 開口器　　□ フロス　　□ ハサミ
- □ コンタクトゲージ　　□ ココアバター

[注意]
ラッテクスアレルギーの患者は、ラバーダム処置ができない。問診時に必ずアレルギー診査を行うこと。

1 理解しよう！ ラバーダム装着の使用器材と使い方

　所要時間内に確実に装着するためにも、ラバーダムに使用する器材の種類と特性を理解し、使い方を身につけておくこと。

●クランプ

　クランプは、歯の大きさ別に「大臼歯用」「小臼歯用」「前歯用」、ツメの特徴で「歯冠の萌出している歯」「萌出の少ない歯」用に分類できる。常用する種類は絞り込んだほうが使い勝手がよく、管理もしやすい。また、ウイングあり・なしがあるが、術者の好みに合わせて選んでよい（筆者はウイングありを使用）。使用頻度の高いものは、すぐに取り出せるケースに保管したり、他の器材と一緒に袋詰めしておこう。

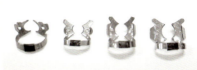

クランプの選択例

適応歯		クランプサイズ
大臼歯	完全萌出している	7A
	完全萌出していない	5、8A
小臼歯	標準の大きさ	2A
	小さい	2
前歯		6

●ラバーダムフレーム（大・小）

　フレームサイズには大・小がある。小は、小児だけではなく「口の小さい人」にも使用できる。クランプが外れやすく、あまりラバーを伸ばすことができないケースの場合も小フレームが適している。

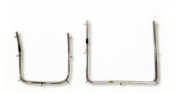

フレームの選択例

種類	用途
大	成人
小	小児／成人（クランプが外れやすく、シートを強く引っ張れないとき）

●クランプフォーセップス

　クランプをつかんで、手を離してもクランプが外れないようにロック機能（赤丸内）付のものを選択する。クランプのロックが不十分であると、手を離したときにロックが外れてしまう。

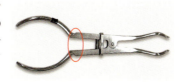

●ラバーダムセット一式
①ラバーダムシート

　厚さや大きさ、色の違いがあるので、使い勝手の良いものを選ぶ。筆者は「薄め・6×6インチ・グリーン」を使用している。シートの大きさは、成人152mm（6インチ）、小児127mm（5インチ）を選択することもできるが、「大は小を兼ねる」ので「大：6インチ」のみでも問題ない。

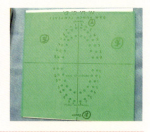

②ラバーダムパンチ

　よく使う穴は切れ味が落ちてくるので、常によい切れ味を確保するようにクズを清掃し、表面は錆びないように管理すること。

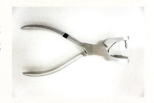

③ラバーダムテンプレート

　テンプレートを使用すると最良の位置に穴あけができる。1本分の穴あけでも単純に真ん中に開けるよりもテンプレートの位置決めは効果的。とくに複数歯の穴あけでは目分量で行うと不正確度が増すので、テンプレートの使用は必須。

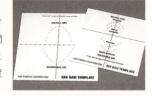

ラバーダムシートの穴あけ

　穴のあけ方には、1歯（根管治療用）と3歯以上（レジン充填用）の2タイプがある。治療部位にあわせて、ボールペンやサインペンで印をつけ、パンチ穴の大きさを選んで穴を開ける。シートの裏表に注意する（粉がついていないほうが口腔側）。
　レジン充填では、操作性向上のため、治療する歯の前後1歯以上にクランプをかける必要がある。そのため、最低でも3箇所に穴を開ける（右写真、残存歯の状況により適宜変えること）。

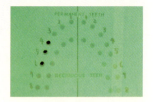

歯とパンチ穴の大きさ

　パンチ穴は歯の部位と歯冠・歯根露出度によって変える。目安は以下のとおり。
①上顎側切歯、下顎中切歯、側切歯
②上顎中切歯、上下顎犬歯～小臼歯
③下顎第一大臼歯、上下顎第二大臼歯
④上顎第一大臼歯

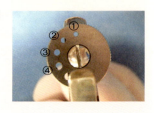

●開口器

患者は処置中に開口筋を使わずに大きく開け続けることができるので、楽に感じる。長時間の処置ではとくに有効。ただし、日本人の場合、30分以上開口していると疲れてしまうので、処置時間には制限があると認識するべきである。

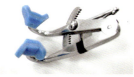
▲万能開口器（YDM）

●デンタルフロス

ラバーダムシートで、隣接面のコンタクトポイントを通過させるために使用する。また、前歯、矮小歯等クランプがかけられない歯冠に、代わりにラバーダムシートを押さえるために歯頸部にフロスを結紮して使用することもある。

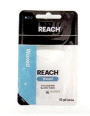
▶ リーチ®デンタルフロス 5ヤード/ワックス・ノンフレーバー（ジョンソン エンド ジョンソン）

●ハサミ

「余剰フロスを切る」、「隣在歯にブリッジがあった場合にラバーダムシートの穴をつなげる」、「ラバーダムシートを効率的に外す」ときに使用する。ハサミの刃が曲の器具のほうが歯肉を傷つけるリスクは少ない。先端の尖った鋭いものを使う。

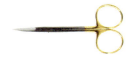

●コンタクトゲージ

フロスと同様に隣接面のラバーダムシートを下部鼓形空隙に落とすために使用する。コンタクトが緊密な場合は、フロスよりコンタクトゲージのほうが使いやすい。ただし、無理な力で操作するとシートを断裂させるおそれがある。

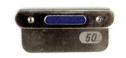
▶ S.D. コンタクトゲージ/50μm 青（サンデンタル）

●ココアバター

ラバーダムシートのコンタクト通過を容易にするために、事前に歯の隣接面に塗って使用する。ココアバターは体温に合わせたやわらかさに調整されており、ワセリンより薄く塗布できる。

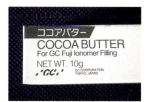
▶ ココアバター（ジーシー）

5　ラバーダム装着

② 習得しよう！ ラバーダムの取り扱い

ラバーダムの取付操作は、慣れれば1分程度で行うことができるようになる。多くの歯科医師はラバーダムに苦手意識をもっており、できるだけ使わないようにしているようだが、正しい方法を学び、数十回練習すれば、短時間で簡単に取り付けられるようになる。

1．ラバーダムの装着法

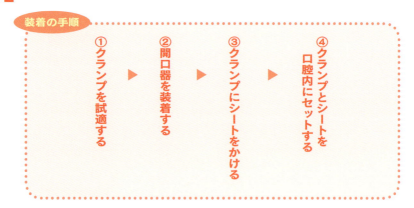

装着の手順
① クランプを試適する
② 開口器を装着する
③ クランプにシートをかける
④ クランプとシートを口腔内にセットする

手順1　クランプを試適する

当該歯にかけるクランプの第一候補・第二候補を決める。そして、第一候補を以下の手順で試適する。

①浸麻をする

クランプが歯肉にかかる場合は浸麻が必要（浸麻手技は60～63頁参照）。

②ココアバターを塗布する

ラバーダムシートの通過を容易にするために、隣接面にココアバター（またはワセリン）を塗布する。

③クランプを試適する

当該歯にクランプを試適する。試適後はいったんクランプを口腔外に撤去する。
アシスタントが術者にクランプを手渡すときには、フォーセップスのロックを必ずかける。ロックをかけないで手渡すと、クランプが外れる危険性がある。

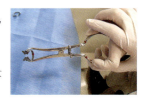

手順2　開口器を装着する

開口器は試適が終わりラバーダムを付ける前に行う。試適の時点で使うのは、患者の誤飲防止の観点から不適切。また、ラバーダム装着後では開口器装着の作業がしにくい。

手順3　クランプにシートをかける

ウイング型クランプのツメ（2か所）が、シートの裏面（パウダー面）に出るようにする。

手順4　クランプとシートを口腔内にセットする

右手はフォーセップスをつかみ、左手はラバーダムシートを伸ばす。1本目は遠心掴みで、近心寄りの2本目・3本目は、ラバーダムをひっぱったりフロスを使って通す。3本目の歯冠がほぼ出たら、クランプを近心掴みをして上からかぶせる。そして、フロスかコンタクトゲージでコンタクト部分を完全に通していく。ラバーダムは、歯肉のポケットに接した状態になる。

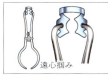
遠心掴み

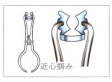
近心掴み

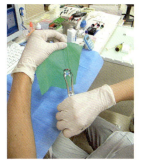

パターン1　単独歯（根管治療）の場合の装着法

ラバーは何度も引っぱっていると穴が開き、失敗となるので注意して扱う。隣接面にココアバターを塗っておく。

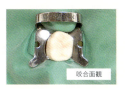
咬合面観

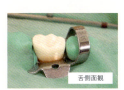
唇側面観

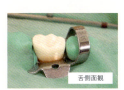
舌側面観

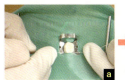
a

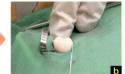
b

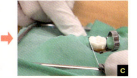
c

a, b：コンタクト部のラバーダムシートはフロスまたはコンタクトゲージで落とす。

c：クランプを歯面に沿わせながら歯冠側から歯頸部へすべり落とす。

5　ラバーダム装着

パターン2　複数歯（レジン充填治療）の場合の装着法（6|治療例）

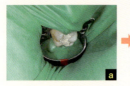

a：7|にクランプをセットする（遠心掴み）。ウイングにひっかかっているシートは、ピンセットで下に落とす。

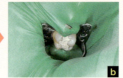

b：6|の近心側を露出させる。この段階ではコンタクトポイントは完全に通過していなくてもよい（第二小臼歯をセットした時点でコンタクトゲージなどで落とす）。

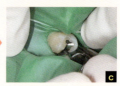

c：5|にクランプを近心掴みでセットする。

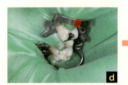

d：5|と7|にクランプをセットした状態。この状態では、まだ完全にコンタクトポイントを通過していない。

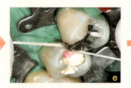

e：ラバーダムシートを下部鼓形空隙に落とす。

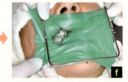

f：フレームを装着する。フレームのツメにシートをひっかける。

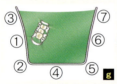

g：もっともしわを少なく装着する順序。最初にかけるのは①治療歯の横のツメ。次は同側上下のツメ（②、③）。さらに反対側へ順次ツメをかけていく（④〜⑦）。しわが残ると操作性が悪くなる。

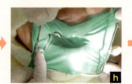

h：患者が鼻呼吸できるようにフレームの位置を調整する。

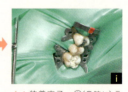

i：装着完了。①（鼻腔に）ラバーダムシートがかかっていない、②治療歯周囲にシートのしわがよっていない、③排唾管スペースが確保できている、の3点ができているか確認する。

知っておこう！　クランプ試適のチェックポイント

①クランプのカーブが歯頸部に合っていること
②クランプの「ツメ」が各隅角に合っていること
③クランプが歯肉に食い込んでいないこと
④クランプが歯頸部のアンダーカットに入っていること
※クランプがかけられないケースの対応は「隔壁操作」の項（104頁）を参照。

2．ラバーダムの撤去法

撤去の手順

① クランプを除去する ▶ ② 開口器、フレームを外す ▶ ③ 使用後の器具を速やかに処理する

手順1　クランプを除去する

近心側クランプ（右の写真場合は5）から外し、続いて遠心側クランプ（7）を外す。そのとき、ラバーダムシートがコンタクトポイントにひっかかって容易に外れない場合は、穴と穴の間をハサミで切断する。

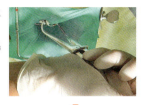

手順2　開口器、フレームを外す

遠心側のクランプを外すときに、同時にフレームごと外す。開口器はその後に外す。さらにその後、患者の口腔内をシリンジとバキュームで洗う。

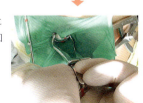

手順3　使用後の器具を速やかに処理する

シートは速やかに廃棄し、器具は添付文書に記載された滅菌方法に従い、次回の使用に合わせて清掃・消毒・滅菌処理をする。

> **注意しよう！　ラバーダムパンチのメンテナンス**
>
> ラバーダムパンチは使用回数とともに徐々に切れ味が悪くなるので、定期的に清掃をし、常に切れ味のよい状態を保つようにする。右の写真は、正しく穴があいている状態（上）と切れ味が悪いままで穴を開けた状態（下）。右下の状態でシートを使うと、クランプをかけたときにシートが破れたり、裂けたりする。

3．隔壁操作（アドバンス手技）

歯冠が崩壊し根面のみになった歯でもラバーダムをかけることは可能。隔壁を作るテクニックはラバーダムの適用範囲を広げるので、ぜひマスターしよう。

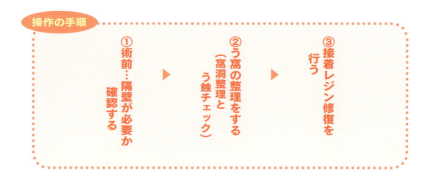

手順1　術前：隔壁が必要か確認する

残根状態ではクランプがかけられないために、隔壁を作る必要がある。

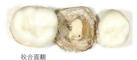
咬合面観

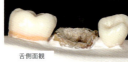
舌側面観

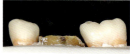
頰側面観

手順2　う窩の整理をする（窩洞整理とう蝕チェック）

接着に適した新鮮面を出すために、以下の操作を行う。

①残存セメントを除去する

旧補綴物の残存セメントを超音波スケーラーで飛ばす。硬くて飛ばせないときはダイヤモンドバーで削り取る。

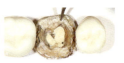

②軟象をチェックし除去する

う蝕検知液で染色し、エキスカで軟象を除去する。

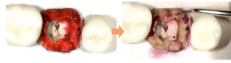

③辺縁の整理

ダイヤモンドバーで辺縁を整理し、滑らかな象牙質面に仕上げる。

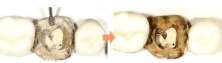

手順3 接着レジン修復を行う

①歯面処理をする
歯面をエッチング〜ボンディング処理する(詳細は110〜113頁を参照)。

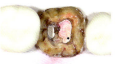

②1層目のフローを行う
薄く一層CR層を作る。この時点では、壁の高さは高くする必要はない。

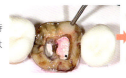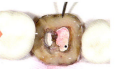

③2層目(必要に応じてそれ以上)のフローを行う
高さを確保するために、ローフローのCRで積層築盛と重合を繰り返し、必要な高さにもっていく。このときに、ある程度クランプが引っかかるようなアンダーカットを作っておくとよい。

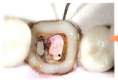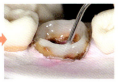

④形態を修正する
内面を根管治療しやすいように、外開き形態に整える。外側のはみ出したバリはダイヤモンドバーで修正する。ただし、クランプをかけるためにアンダーカットは残しておくこと。このアンダーカットは支台歯形成時に削除する。なお、この隔壁は光CRを使ったコアの製作時に再利用できる。つまり、隔壁は光CRコアに流用することになる。

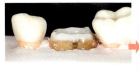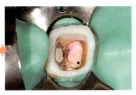

▲隔壁の高さは2mm以上ある。　▲クランプを試適する。　▲最後にラバーダムを装着する。

知っておこう！ ラバーダム処置中の口腔内洗浄

口腔内が乾燥する患者や唾液がたまる患者などでは、ラバーダムの使用がかなりの不快感を与えている。数分ごとにシートをめくり唾液の滞留や粘膜の乾燥度をチェックして、必要に応じてエジェクターで吸引したり、シリンジで粘膜に水を噴霧したりすること。

- 刺激唾液が出ている患者
  → たまりやすい
- 安静唾液のみが出ている患者
  → 粘膜が乾燥する傾向

5　ラバーダム装着

6 接着処理

コンポジットレジンを確実に接着させるための重要項目！

　　コンポジットレジン（以下 CR）修復における接着処置の目的は、健全な歯質に CR が確実に接着するように歯面を処理することです。

[CR 修復を成功させるには]
① 正確な充填ができる窩洞形成
② 軟象、象牙質内の細菌の完全な除去
③ 材料性能を 100％発揮するボンディング処理

難易度	★★
頻　度	★★
所要時間	1 〜 3 分

準備器材

- □ 浸麻器具一式（59頁参照）
- □ ラバーダムセット一式（98頁参照）
- □ 簡易防湿器具
- □ ダイヤモンドバーC17（窩洞仕上げ用）（69頁参照）
- □ う蝕検知液（86頁参照）
- □ エキスカベーター大・小（85頁参照）
- □ リン酸エッチング材（エッチング処理器具一式）
- □ 次亜塩素酸ナトリウムゲル
- □ 過酸化水素水
- □ ボンディング材（1液型／2液型）
- □ 光重合照射器
- □ タイマー

1 理解しよう！ 接着処理の使用器材と使い方

●簡易防湿器具

下顎大臼歯に使用する。開口と排唾を同時に行うことができるので、治療効率を上げることができる。とくに歯面処理を行う場合は、乾燥状態の維持が必須となる。ラバーダム防湿より確実性は下がるが、ラバーダムより簡単に装着できるので、唾液が多い患者や、開口量が少ない患者に向いている。サイズの異なる製品が販売されているが、使用頻度が高いのはZOO JRである。

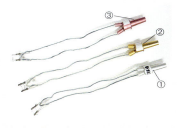

▲① ZOO、② ZOO JR、③ ZOO Mini（アプト）

●リン酸エッチング材（エッチング処理器具一式）

エナメル質での接着効果を高めるために使用する。また、接着阻害要因には、①油分（ハンドピースやシリンジからの油）、②唾液、③汚染物質、④人工材料（セメント、レジン等）があるが、これらをできる限りなくすことが必要で、リン酸は歯面の清掃効果もある。

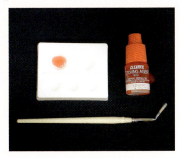

▶クリアフィル® エッチング エイジェントと処理器具一式（クラレノリタケデンタル）

●次亜塩素酸ナトリウムゲル

リン酸エッチング材と併用することで象牙質の清掃を行う。「長時間の次亜塩素酸ナトリウム作用で接着力が低下する」という研究データもあるため、「作用時間は1分間」と決めること。この薬品により、有機質が除去され、確実な清掃効果が得られる。有効期限と保管期限はメーカーの指示に従う。窩洞外にあふれないようにするために、液体ではなくゲル状の本製品が適している。

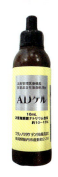

▶ADゲル（クラレノリタケデンタル）

第3章 生活歯治療

6 接着処理

● 過酸化水素水

次亜塩素酸ナトリウムゲルの発泡洗浄(滞留した薬剤を浮き上がらせるため)に使用する。水洗のみよりも、短時間で有効に除去できる。

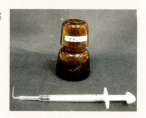

● ボンディング材

多数の論文において「1液型、2液型のボンディング材のなかで、もっとも高性能である」との結論に基づいて、筆者は「クリアフィル® メガボンド® FA」を採用している。高性能＝高価格になるが、ボンディング材による接着不良をなくすために「高性能」を優先し選択している。

▶ クリアフィル® メガボンド® FA(クラレノリタケデンタル)。プライマー(左)とボンド(右)。

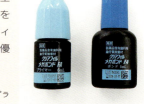

● 光重合照射器

筆者が使用するVALO®キュアリングライトは、耐久性の高いLEDによる強力な照射力がある。光のスペクトル(青色)が出やすく、すべての光重合型歯科材料の硬化を可能にしているのが特長。唾液汚染防止のために、ディスポーザブルのビニールカバーを併用する。

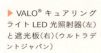

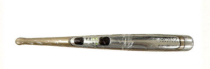

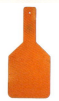

▶ VALO®キュアリングライトLED光照射器(左)と遮光板(右)(ウルトラデントジャパン)

● タイマー

歯科材料は、添付文書に従って作業時間などすべての項目を操作して、その性能を十分に引き出すことが重要である。作業時間や化学重合材料の硬化時間は、秒単位で設定できるタイマーで計測する習慣をつけよう。

② 習得しよう！ 接着処理のしかた

処理の手順

① 歯面の最終チェックを行う ▶ ② ボンディング前処理を行う ▶ ③ ボンディング処理を行う ▶ ④ 表面処理を確認する

手順1 歯面の最終チェックを行う

①防湿をする

簡易防湿、またはラバーダムを行う（ラバーダムは100〜103頁参照）。

②歯面の最終チェックを行う

以下の点を確認する（軟象については88頁参照）。

❶問診、診査での歯髄チェック →「痛み」など歯髄症状がないこと。また、仮封材は完全に除去されていること

❷軟象の取り残しがないこと
　→う蝕検知液の染め出し

❸露髄がないこと
　→歯髄炎になっていなければ点状露髄も可。コンポジットレジンで直接覆髄

❹象牙質の脱灰度、再石灰化度の判定
　→象牙質の石灰化度は十分か

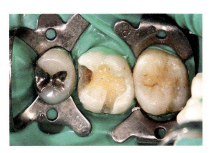

> **注意しよう！ CR修復で予後不良が多い場合**
>
> 術後疼痛、失活化、脱離などのトラブルが起きる場合は、必ずすべてのステップを再点検すること。とくに歯面処理のステップは、充填後はまったく確認できなくなるので、確実に行う必要がある。疑わしい場合はそのステップに戻ることを徹底する。

③窩洞の外形を仕上げる

以下の点がクリアされているか確認する。
❶連続した外形線であること
❷エナメル質の厚さが1.5mm以上であること（最小限1.0mm以上）
❸対合歯とのクリアランスが1.5mm以上確保できていること
　→不足しているときは窩洞形態を修正
❹歯肉を圧排し、歯肉が窩縁に被らないようにする
　→歯肉圧排については184、185頁参照。窩洞か歯肉縁上の場合は歯肉圧排は不要
❺エナメル－象牙境の再チェック
　→う蝕検知液で染まる軟象の取り残しがないか精査する。取り残している場合の対応は87、88頁参照

手順2　ボンディング前処理を行う

①エッチング材を塗布する

エナメル質を確実にエッチングするため、10秒間リン酸エッチングを行う。象牙質へはエナメル質と同時にリン酸を塗布するトータルエッチングとセルフエッチングプライマーのみで処理する方法の2通りある。筆者はトータルエッチング10秒＋クリアフィル®メガボンド®ＦＡプライマー20秒の処理を行っている。どの方法を行うとしても過剰なエッチングにならないよう、時間を厳守すること。

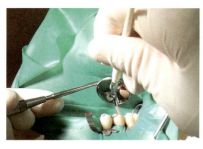
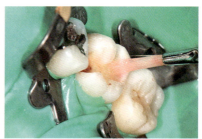

②水洗する

十分な流水で5～10秒間完全に水洗する。同時にバキュームで確実に吸引する。時間計測すると、5～10秒間は意外に長く感じる。

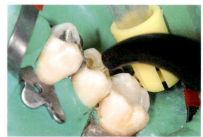

③次亜塩素酸ナトリウムゲルを塗布する

次亜塩素酸で窩洞内の消毒を行う。窩洞内に滞留できるよう、ゲル状の次亜塩素酸(ADゲル)を使う。歯面(窩洞)への滞留は60秒以内とする。

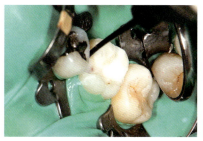
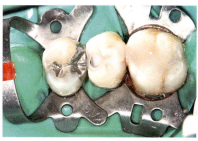

④過酸化水素水と水による洗浄を行う

次亜塩素酸は水洗でもよいが、過酸化水素水で発泡させたほうが容易に洗い流すことができる。次亜塩素酸が残留していると接着力低下につながるので十分な水洗が必要。過酸化水素水使用後、過酸化水素水も水で十分に洗い流す。

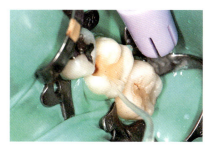
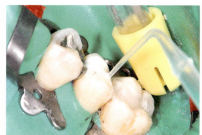

⑤乾燥させる

歯面からスリーウェイシリンジのエアーで歯面から水分を吹き飛ばし、完全に乾燥させる。象牙質表面に水分が残っていると接着力は低下する。

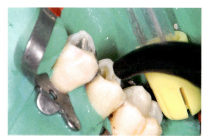

⑥歯面を確認する

以下の点がクリアされているか確認する。
❶歯面が乾燥している
❷歯肉からの出血、浸出液の流れ込み、唾液の侵入がない
❸歯面に薬剤、充填物の取り残しがない

手順3 ボンディング処理を行う

①プライマーを塗布する（20秒）

　プライマーを象牙質に染み込ませるようにまんべんなく塗る。20秒間の途中にプライマー液を追加塗布する方法も有効。

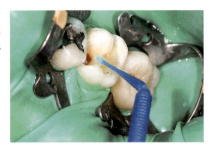

②乾燥させる

　プライマーを塗布して20秒経過したら、弱〜中圧のマイルドなエアーブローで確実に乾燥させる。隅角などに液溜まりがないか確認する。水洗はしない。

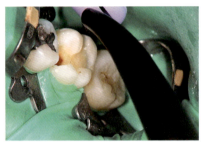

③ボンディング材を塗布する

　ボンディング液をプライマー層の上にまんべんなく塗布する。弱圧エアーで薄く広げる。そのあと、余剰分を強圧ブローで吹き飛ばし、一層残った状態に仕上げる。厚いボンディング層は接着強度にはマイナスとなるので注意する。薄く一層コーティングされた状態で、もっとも接着力が発揮される。

④光照射

　光照射器による照射をメーカーの指示する時間で行う。できる限り窩洞に近接させて光の減衰を避ける。複雑な窩洞の場合は、光が届くように照射器の向きを変えていく。

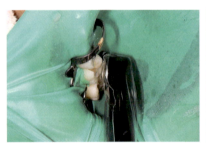
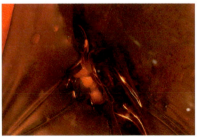

> **CAUTION**　光を直視しないように遮光板を利用すること

手順4 表面処理を確認する

以下の点をチェックし、問題がなければ歯面処理完了となる。

❶ ボンディング面を探針で触る。ボンディングが不足しているときは、探針で触ると粗造感がある→プライマー＋ボンディングをやり直す
❷ 次のステップのフロアブルレジンの塗布へは速やかに移ること
❸ 防湿に疑いがあるときは再度エッチング後の水洗工程に戻ること。疑いを残したまま、次のステップへ強行突破しない。予後不良の原因になる。

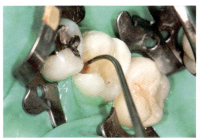
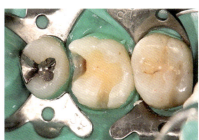

> **注意しよう！** **照射器の先端の汚れ**
>
> 照射器の先端が汚れていると、光重合の性能を発揮させることができず、重合不足に直結する。常にきれいな状態を保つことが重要。使い捨てのビニール袋を被せるのも有効。

MEMO

7 コンポジットレジン充填

仕上がり具合で患者の治療の評価が決まる！

　光重合型コンポジットレジン（以下CR）充填で歯冠修復を行うことで、①歯冠形態、②咬合接触、③歯冠色を回復できます。患者が歯科医師の技量を品定めしやすい処置です。1つひとつの症例で改善しながら、できるだけ早い段階でマスターするようにしましょう。本稿では、正確なレジン充填の方法を紹介しています。レジン充填は小さい窩洞、暫間充填に対する処置というイメージがありますが、術式により広範囲の歯冠修復ができます。

[CR充填における目標]
①接着不良や死腔のない緊密な充填
②最小限の重合収縮
③重合不良のない光照射

難易度	★ ★
頻度	★ ★
所要時間	20 〜 30分

準備器材

- □ ラバーダムセット一式(98頁参照)　□ 簡易防湿器具(107頁参照)
- □ 光重合型CR(フロアブル／ペースト)
  　※保険適用材料および保険適用外材料がある。
- □ 形成用インスツルメント　□ 光重合照射器(108頁参照)
- □ 隣接面用マトリックス(セルロイド、金属)
- □ ウェッジ(プラスチック)　□ セパレーションフォーセップス
- □ サービカルフォイル　□ セラミックプライマー
- □ 筆(プライマー用ディスポブラシ)(解説略)
- □ 形態修正用ダイヤモンドバー(123頁参照)
- □ 研磨ポイント(127頁参照)　□ 咬合紙(124頁参照)

第3章　生活歯治療

1 理解しよう！ レジン充塡の使用器材と使い方

●光重合型 CR（フロアブル／ペースト）

　フロアブルタイプの CR は、その流動性が接着処理された窩洞全体をレジンコーティングするのに適している。

　ペーストタイプの CR は、質感、舌感が天然歯に近い製品である。色の種類が豊富なので天然歯に近い色調が再現できる。充塡操作時は適度な硬さなので、操作性がよい。

　CR は多くのメーカーから発売されており、用途に合わせて自分に合った製品を選択すること。保険適用・保険適用外という区分もある。

保険適用材料例

a：フロアブルタイプ
エステライトフロークイック
ハイフロー（トクヤマデンタル）
b：ペーストタイプ
エステライトΣクイック
（トクヤマデンタル）

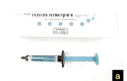
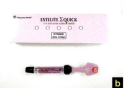

保険適用外材料例

c：フロアブルタイプ
GC グラディアダイレクトフロー（ジーシー）
d：ペーストタイプ
エステライトアステリア
（トクヤマデンタル）

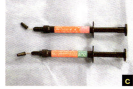
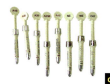

●形成用インスツルメント

　各社から、さまざまな商品が販売されている。

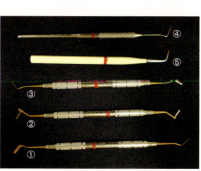

▶各種形成用インスツルメント
①ヘラ型：充塡器 G3（BBA）（マイクロテック）。レジンの口腔内の運搬用。窩洞への充塡用。
②押し込み型：充塡器 S-M Super（マイクロテック）。レジン窩洞内での圧接。下縁でのすりきり。
③うすヘラ型：充塡器 IPCL（マイクロテック）。マージン細部の仕上げ。頰側口などの溝の付与。
④探針（マイクロテック）：稜と裂溝の付与。
⑤筆（ジーシー）：表面の仕上げ。

第3章　生活歯治療

115

7　コンポジットレジン充塡

● 隣接面形成用器具

①セルロイドマトリックス

前歯部のコンタクト回復時に使用する。色がついたセルロイドのため、充填材と窩洞の境界が明瞭になる。透明なのでマトリックスが照射光を妨げないという利点がある。

a：アダプトセクショナルマトリックス／ブルータイプ（カボ デンタル システムズ ジャパン）。切り込みが入っているのが歯冠側。
b：Kerr トランスペアレント ストリップス（カボ デンタル システムズ ジャパン）

②金属製マトリックスとリング

臼歯部の隣接面接触部をCRで回復する際に使用する。金属製でマトリックスが薄くて強度があるので、残存歯の形状に沿わせるように使用すると、適正な緊密度のコンタクトが回復できる。治療する歯に合わせて、リングの高さやマトリックスの大きさを選択することができる。硬さや操作性は製品によって異なるので、好みに合わせて選択すること。

［コンポジタイト ゴールドマトリックスシステム（ガリソン／リンカイ）］

ロング　ショート

▲ゴールドマトリックスバンド　　▲ゴールドリングリテーナー　▲ゴールド リングクランプ

③ウェッジ

歯間を分離しつつ、マトリックスバンドの適合を補助する。歯間空隙の大きさに合わせてウェッジの大きさを選択する。各社から販売されているので、製品の硬さ、操作性を比べてみるとよい。

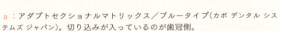

▶G-ウェッジ（ギャリソン・デンタル・ソリューションズ／モリタ）。左からスモール、ミディアム、ラージ。

④セパレーションフォーセップス

歯の離開に使用する。浸麻下で使用すれば、患者は歯根膜痛を感じない。

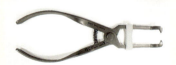

▶セパレーションフォーセップス（マイクロテック）

●サービカルフォイル

5級窩洞専用のマトリックス。歯面のカーブに適合しやすく、照射光を透過するので充填操作が容易に行える。CRも付着しにくくなっている。歯頸部にフロアブルレジンを流し、サービカルフォイルを圧接して浮き上がらないように使用する。

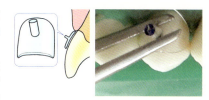

▲トランスペアレント サービカルフォイル（カボ デンタル システムズ ジャパン）

●セラミックプライマー

CRの修正の際に使用する。充填済のレジン層に塗布し、追加するレジンとの接着性を向上させる。

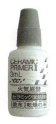

▶セラミックプライマーⅡ（ジーシー）

> **知っておこう！**
> **最低限そろえなければいけない器具は？**
> 保険診療でCR充填をするとき、コストや備品の充実度の制約で本稿で取り上げた器具をすべてそろえることができない場合もある。まずは必要度の優先順位を決めるようにしよう。紹介しているのは、筆者が最大限の効率を実現するために選んでいる器具であり、診療環境に応じて適宜そろえていけばよい。

> **注意しよう！**
> **CRの有効期限**
> CRには必ず有効期限が包装に記載されている。これは製造時から経年変化により、固さ・物性が劣化するため、性能を維持できる期限を設けているためである。使用頻度の低い製品は、有効期限が切れていないか使用前の準備段階に確認する習慣をつけることが重要。
> また、保管場所が不適切だと、有効期限の前でも物性が低下することもある。使用時に材料の操作性に疑いがあるときは、いったん新品を使用し比較・判断するとよい。

② 習得しよう！ レジン充填のしかた

充填の手順

① フロアブルレジンを充填する ▶ ② 隣接面（軸面）の築盛を行う ▶ ③ 窩洞深層部の充填を行う ▶ ④ 咬合面を仕上げる

手順1 フロアブルレジンを充填する

①レジンをコーティングする

ボンディング後、フロアブルレジンを少量取り出して、できる限り薄く一層に広げる。広げる際には探針を使うと簡単に窩縁まで行き渡らせることができる。もし象牙質の色が変色している場合は、オペーク色を選択すると変色をマスキングできる。フロアブルレジンは、エナメル質、象牙質の形成面すべてを覆う。

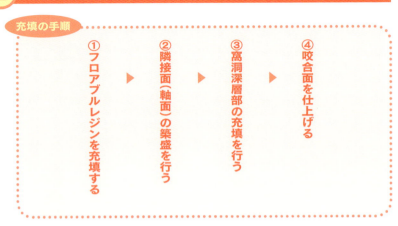

②光重合器で照射する

アンダーカットや光が届かないところが多いので、角度を変えて十分に照射する。

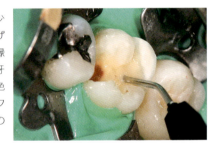

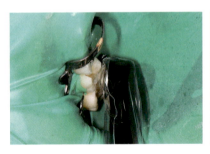
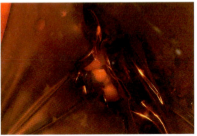

③歯面を確認する

　探針で全体的に滑沢感があるか確認する。ボンディング材が露出しているところは、少し粗造感がある。この部分はフロアブルレジンを追加し、再度滑沢感を確認する。

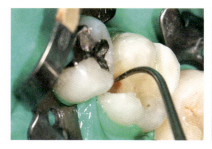
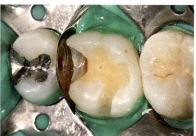

手順2　隣接面（軸面）の築盛を行う

　２級窩洞は、隣接面に壁を作ると咬合面のみの１級窩洞に変えることができる。そのために、先に隣接面は金属マトリックス、くさび、リングを使用して壁を作る。

　隣接面では、マトリックスの窩洞側にフロアブルレジンを一層流して光照射する。その後ペーストを厚さ１mm程度になるまで、築盛と光照射を繰り返し、積層充填を行う。この段階で２級窩洞も咬合面のみの１級窩洞となる。

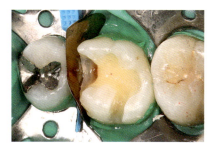
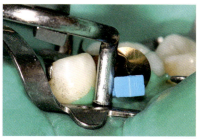

> **知っておこう！　メーカーは同一のものでそろえるべき？**
> 　ボンディング材と充填用レジンは、異なるメーカーの製品を組み合わせて使用して構わない。

手順3 窩洞深層部の充填を行う

1級窩洞になったら咬合面へペーストの積層充填を行う。一層の厚さの最大は1〜2mm程度とし、光照射不足による重合不良と、重合変形が起きないようにする。

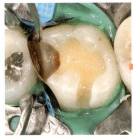 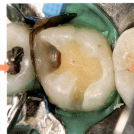 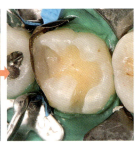

手順4 咬合面を仕上げる

咬合面は充填インスツルメントおよび探針を使用して、重合前に形態を付与する。無影灯による重合を避けるために、消灯するか、直接当たらないようにして作業を進める。光照射は、時間、角度、距離に注意して重合不足にならないよう注意すること。

いきなり口腔内で充填するのは、処置時間がかかるし、不満足な形態に仕上がることが多いので、できる限り事前に模型上でのリハーサル（ワックスアップ）を行う。対合歯との咬合関係および、隣在歯とのコンタクトポイントは、事前にスタディモデルで診査し、ワックスアップ時に形態を確定しておくことが望ましい。

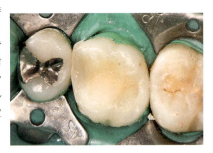

> **知っておこう！ 材料を使いこなすために**
>
> 市場には多くの製品が出回っている。どれが自分に合っているかを選ぶ前に、まずは今自分が使っている器具・材料を完璧に使いこなせるようになるまで使い続けてみよう。使い慣れた器具・材料では不十分な点が見えてきたら、その不足点を解決できる器具・材料を導入すると使い分けの効果を実感できる。

MEMO

8 レジン充填後の形態修正・咬合調整、研磨

充填したコンポジットレジンを確実に仕上げる！

コンポジットレジン（以下 CR）充填において下記の条件を満たさないと、知覚過敏、レジン充填境界線での着色、食片圧入、歯肉炎、レジンの破折や対合歯の摩耗が起きやすくなります。「適正な咬合関係を作る」、「プラーク、着色の付着防止」、「対合歯の摩耗防止」を目標に、手技を修得しましょう。

[充填した CR に求められる条件]
①窩洞を完全に覆っていること
②窩洞外にオーバーしていないこと
③適正なコンタクトを回復していること
④中心咬合位または咬頭嵌合位で咬合接触すること
⑤偏心運動時の前歯ガイドと臼歯離開が得られていること
⑥表面が滑沢に仕上げられていること（舌感が天然歯と同等レベル）

難易度	★ ★
頻　度	★ ★
所要時間	5 〜 15分

準備器材

- ☐ ダイヤモンドバー ┐
- ☐ コンタクトゲージ │ 形態修正・咬合調整
- ☐ デンタルフロス　│
- ☐ 隣接面研磨用チップ│
- ☐ 咬合紙　　　　　┘

- ☐ 研磨ポイント ┐
- ☐ 研磨ディスク │ 研磨
- ☐ 研磨ストリップス ┘

① 理解しよう！ 形態修正・咬合調整の使用器材と使い方

●ダイヤモンドバー

咬合面の形態修正に使用する。軸面はシリンダータイプを使用する（C17、69頁参照）。

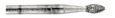

●コンタクトゲージ

隣接面接触の緊密度チェックに使用する（詳細は99頁参照）。

●デンタルフロス

隣接面接触の緊密度と滑沢度・マージン付近のバリの有無が判定できる（詳細は99頁参照）。

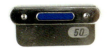

▲ S.D. コンタクトゲージ／50μm
青（サンデンタル）

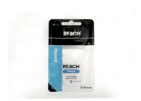

▲リーチ® デンタルフロス 5ヤード／ワックス・ノンフレーバー
（ジョンソン エンド ジョンソン）

●隣接面研削用チップ（LAMINEER チップ）

隣接面等の主にダイヤモンドバーが届かない場所で、大きなオーバーハングやバリの除去と形態修正に使用する。目の粗いもの（#150）から細かいもの（#15）へ順次取りかえて使用する。

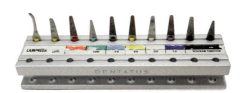

▶ LAMINEER チップアソートキット LTA（デンタタス エイビー／モリムラ）

注意しよう！ 修正はあとですればよい？

充填後の修正は時間がかかり、かつ完全な仕上げまでできないことが多い。修正を後回しにすればよいという考え方では、低品質な治療に終わりやすい。充填時に正確に器具を操作して、修正の必要のない品質をめざすことが重要。

第3章 生活歯治療

8 レジン充填後の形態修正・咬合調整、研磨

●咬合紙

赤・青の2種類（1/2カット）、オクルーザルフォイル、ホルダー、細長く短冊状に切った咬合紙を使用する。臼歯部の咬合チェックをするときはホルダーに取り付けると容易にできる。前歯部で引き抜き試験をするときはホルダーには付けない。臼歯部全体の咬合チェックをするときには1/2カットの咬合紙が適切。

咬合紙を使用する順番は、赤→青→その他の色で行う。

咬合調整をするときの順番は、必ず咬頭嵌合位が第一で、偏心運動（側方運動と前方運動）がそのあとに入る。咬頭嵌合位は赤、側方運動・前方運動は青で行う。

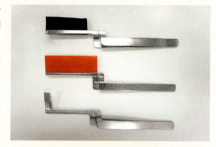

▶1/2にカットした咬合紙を咬合紙フォルダーに取り付ける。オクルーザルフォイルは1歯ごとに検査する。

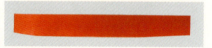

▶短冊状に切った咬合紙。前歯で1本ずつ引き抜き試験をするときに便利。

咬合調整のゴール

臼歯部	咬頭嵌合位	点接触する（面接触、接触なしは不可）
	偏心運動時	原則として離開する（小臼歯でグループファンクションの咬合関係なら作業側では接触してよい）
犬歯	咬頭嵌合位	点接触する
	偏心運動時	ガイドする（青咬合紙の色がつく）
前歯部	咬頭嵌合位	赤咬合紙が抜ける（接触しない）
	前方運動時	ガイドする（青咬合紙の色がつく）
	側方運動時	ガイドしてもよい

知っておこう！ 咬合調整の対象となる患者は？

「正常咬合」と「異常な咬合習癖がない」患者である。これらに該当しない人は、う蝕治療以前に適正な咬合関係が得られるように咬合調整や咬合習癖への咬合治療を行う必要がある。

主訴のう蝕治療が先行する場合は、できる範囲で上記ゴールを達成し、後日咬合治療時に修復物を修正しよう。

② 習得しよう！ 形態修正・咬合調整のしかた

修正・調整の手順

① 形態修正…咬合面・頬舌面を修正する ▶ ② 形態修正…隣接面を修正する ⋯必要に応じて⋯▶ ③ 咬合調整…ダイヤモンドバーと咬合紙で調整する

手順1　形態修正：咬合面・頬舌面を修正する

咬合面と頬舌面のレジンのバリや過剰なレジンをダイヤモンドバーで除去し、探針で表面の段差がなくなるレベルまで修正する。

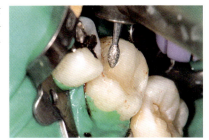

手順2　形態修正：隣接面を修正する

次に隣接面を修正する。修正量が多いときは、往復運動をする隣接面用のLAMINEERチップを使用し、フロスでひっかかりがないレベルまで形態修正し、さらに細かいバーで修正する。

修正量が少ないときは、グレーシー型スケーラー（#11、12、13、14）で段差部をルートプレーニングの動きで修正することもできる。

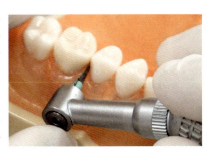

手順3 咬合調整：ダイヤモンドバー（C17）と咬合紙で調整する

①咬頭嵌合位の咬合調整（赤咬合紙を使用）

咬合紙の見方は以下のとおり。

- 穴があいた場合→✕：高すぎるので削除
- 色が抜ける　　→◯：適正
- 変化しない　　→△：接触なし

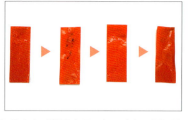

咬合紙での確認は、歯を見るよりも咬合紙のほうをよく観察すること。また、同じ咬合紙を何度も使用するのでなく、1回ごとに取り換えて行うことが大切。

②側方運動時の咬合調整（青咬合紙を使用）

歯面についた色で以下のように判定する。

- 赤と青が一致している→ ◯：適正
- 青のみ　　　　　　　→ ✕

大臼歯など離開すべき歯で青色がつく場合は、側方運動で干渉が生じているとみなし、削除する。側方運動でガイドする小臼歯や犬歯の場合は、青色部分でガイドしていると判断したら残す。

ただし、大臼歯で青がつく場合でも、天然歯が元々側方運動で干渉する咬合であった場合は、咬合器上で、天然歯を含めた咬合調整の計画を立ててから調整するべきである。

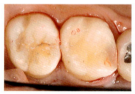
咬頭嵌合位

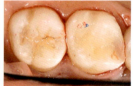
側方運動時

③完成

適切に咬合調整を行ったら、形態的には完成である。隣在歯の咬合接触も参照しながら、当該歯の咬合接触を評価する。

知っておこう！　事前のワックスアップの必要性

①適切な形態　　②適切な咬合接触

上記2点が事前に確認できるので、迅速、正確な咬合調整が可能となる。口腔内でいきなり咬合調整していくのは難しい。事前にスタディモデルで、窩洞の最終形態をワックスアップし、咬合接触を確認し、どこを調整する必要があるかを予習しておけば、口腔内での咬合調整量が最少限ですむ。

3 理解しよう！研磨の使用器材と使い方

●研磨ポイント（荒研磨）

　形態修正後、最初に使う研磨ポイント。シリコンポイント茶色に相当する。CRの種類によって研磨のポイントも変わる。

　自由診療用材料のようにマイクロフィラーが含まれていて、研磨性のよいCRでは、荒研磨→中研磨→仕上げ研磨と段階に分けて研磨ポイントの種類を変えると、滑沢・艶感・発色がよくなる。保険診療用の材料は、フィラーの大きさ・形状が異なるので、同様の手順で研磨しても満足な結果は得られないことがある。

　カップ型では、内側はディスクと同様の使い方をし、外側は平滑面を広範囲に研磨させるときに使用する。ミニポイント・フレームは、咬合面の裂溝等の細部を研磨する場合によい（消耗が激しいので、目的にあったものを使用する）。

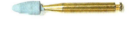

▶ Kerr ハイラスタープラスポリッシャー／グロスポリッシャー（カボ デンタル システムズ ジャパン）

●研磨ポイント（中研磨）

　荒研磨後に使用する。シリコンポイント青色に相当する。

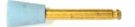

▶ フレクシィカップ（マイクロテック）

●研磨ポイント（仕上げ研磨）

　このブラシには研磨材料が練り込まれているので、別途研磨材は不要。①広範囲から細部へという、研磨の基本を考慮して使用順序を決める。②レギュラータイプのポイントは、広範囲を効率よく研磨できる。③先端の鋭くなっているポイントは咬合面・裂溝に適している。

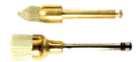

▶ Kerr オプチシャイン・オクルーブラシ（カボ デンタル システムズ ジャパン）

●研磨ディスク

　歯頸部・隣接面を研磨するのに適している。研磨ポイントや研磨カップでは届かない場所でも、この研磨ディスクでは届く場合がある。隣接面にディスクを当て、歯肉縁から咬合面・切縁方向へディスクをならせるようにかき上げて研磨する。

▶ Kerr オプチディスク(カボ デンタル システムズ ジャパン)。コンポジットレジン研磨用のディスク。

●研磨ストリップス

　CR 充填後の仕上げ用で、コンタクト直下など研磨ディスクでも届かない隣接面の研磨に使用する。

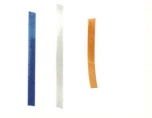

▶ エピテックス(ジーシー)。適切な長さに切断したもの。

> **注意しよう!　研磨時の注水**
>
> 　原則として注水は不要。発熱で歯面温度が上昇するときは冷却のために中断し、注水するか、一定時間空けてから研磨を再開する。
> 　発熱を避けるために、ポイント類は1か所に長く当てず、動かしながら使用する。

MEMO

④ 習得しよう！ 研磨のしかた

研磨性のよいCRには、荒研磨→中研磨→仕上げ研磨の3ステップが有効である。CR材料によって研磨の仕上がりがよいものと、そうでないものがあるので、注意する必要がある。

手順1 荒研磨をする

金属研磨におけるシリコンポイント茶色に相当する工程。荒研磨用ポイントで傷をなくし、均一な面を出す。

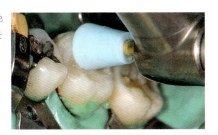

手順2 中研磨をする

荒研磨で傷のなくなった面に行う。シリコンポイント青色に相当する。研磨段階を変えるときは、水洗、乾燥して前段階の研磨材が残っていないことを確認する。

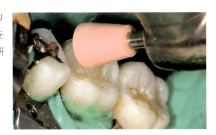

手順3 仕上げ研磨をする

表面の光沢を出すためには、研磨材入りブラシでの研磨が必要。歯面形態に合わせてハンドピースの向きを適宜変え、高速で軽く当てる。一方向のみから研磨するのは非効率的。

力を当てすぎると、ブラシの毛が歯面を傷つけることになるので、力で研磨するのではなく、ブラシのしなりで研磨するイメージで行う。適切な手指圧が大事。

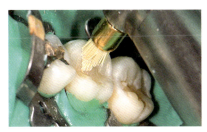 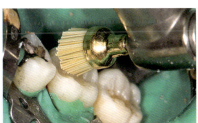

第4章
失活歯治療

1. 根管上部1/3の形成 ……………………… 134
2. 根管充填材除去（再根管治療）………… 140
3. 根管長測定・根管拡大 …………………… 144
4. 根管充填（側方加圧法）…………………… 154
5. 光コンポジットレジンコア ……………… 162
6. テンポラリークラウン製作 ……………… 170
7. クラウン形成（オールセラミック）……… 176
8. クラウン精密印象 ………………………… 180
9. 咬合採得 …………………………………… 192
10. 咬合器装着 ………………………………… 198
11. クラウン試適（オールセラミック）……… 206
12. クラウンセット（オールセラミック）…… 212

失活歯治療の3段階

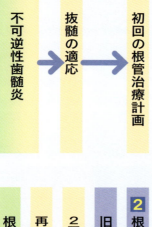
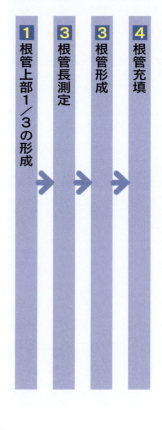

凡例: 診査 / 診断・計画 / 処置

失活歯の治療は3段階に分けられる。

第1段階は根管治療を行うまでの診査、診断と前処置。生活歯で歯髄保存が不可能と診断した歯髄炎の場合は、抜髄処置に入るまでの検査・診断の段階となる。過去に根管治療を行っている失活歯の場合は、根尖性歯周炎などの病変や根管内汚染があり、再根管治療が必要と診断したものが対象となる。このような歯では、補綴物や根管充填材などの人工物を除去し、元の根管が見える状態まで処置を進める。

第2段階は根管形成、根管充填を行うステップ。第1段階で生活歯→失活歯となった

3 歯冠補綴

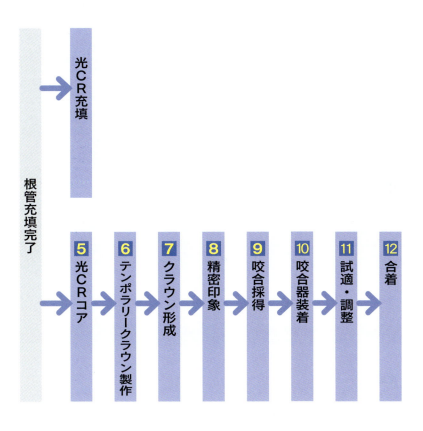

　もの、またはすでに失活歯だったもの、いずれも共通の手順で処置を行うことになる。
　第3段階は根管充填後の歯冠補綴処置。歯冠歯質が多く残っている場合は、根管治療のために形成した窩洞を光コンポジットレジン（CR）充填することで完成する。しかし、多くの症例では歯冠崩壊が著しく、築造体（コア）とクラウンを製作することになる。
　コアには、鋳造金属、レジン、セメントなど、さまざまな材料が使われるが、筆者は歯冠修復と同様に光CRを使用することが多い。
　クラウンの材料は、鋳造金属やオールセラミックが代表的である。

1 根管上部1/3の形成

まずは抜去歯で練習してから臨もう！

　　根管治療を初めて行うケースは臨床では少なく、多くは以前に行われた根管治療のやり直しとなる再根管治療です。再根管治療では根管充填材の除去が必要となり、ケースバイケースの難しさがあります（140頁参照）。初めての根管治療のケースでは、基本となる技術をもとに治療を進めることができるので、実際の治療に入る前に多くの抜去歯で練習しましょう。抜去歯での練習は、①歯髄腔への穿通、②歯髄腔のフレア形成、③根管上部1/3の直線化とフレア形成の3点を意識して行います。

［旧補綴物除去と根管上部1/3形成のポイント］

①パーフォレーション（偶発的穿孔：accidental perforation）を起こさない髄腔穿通
②過不足ない天蓋除去
③根尖にアプローチできる根管上部1/3の形成

注：ただし、象牙質切削のダイヤモンドバーはマイクロモーターのみで使用可。タービンでは使用できないことに注意する。

難易度	★★
頻度	★
所要時間	5 〜 15分

準備器材

- □ デンタルエックス線撮影機器（解説略）
- □ ダイヤモンドバー（根管上部1/3形成用）
- □ エンド用探針
- □ 手用ファイル（Kファイル）
- □ ニッケルチタン（Ni-Ti）ファイル（解説略）
- □ 超音波スケーラー＋エンド用チップ
- □ 5倍速マイクロモーター（解説略）

1 理解しよう！ 根管上部 1/3 形成の使用器材と使い方

●ダイヤモンドバー（根管上部 1/3 形成用）

　第3章でも説明したとおり、ダイヤモンドバーは原則として"エナメル質を削除する"ために使用する。歯髄腔への穿通には、先端にダイヤモンドがついていて細くなったバーがもっとも使いやすい。先端が太いバーは、ステップを作りやすいため避けたほうがよい。この条件を満たすダイヤモンドバーとして G32 が最適。

　歯髄腔へ穿通後の天蓋除去、根管上部 1/3 の形成時では、側壁は削除できるが根尖方向へは削除できないバーを使用することが安全である。先端にダイヤモンドがついているバー（例：G32）や先端の太いバーを使用すると、髄床底まで削除してしまい、パーフォレーションを起こしたり、誤って根管とは違う方向に進んでステップを作ってしまう可能性があるので不適切。お薦めのバーは、先端にダイヤモンドがついていない根管形成専用の JH01F である。このバーは、ダイヤモンドバーだが、例外的にマイクロモーターに取り付けて象牙質切削に使用する。

　マイクロモーターで象牙質を切削する場合、回転数はエナメル質切削時よりも下げる。やや低速で方向を探りながら形成すると正確に行うことができる。

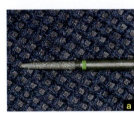 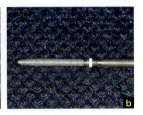

a：メリーダイヤ G32（日向和田精密製作所）
b：J.H. アクセスオープンバー JH01F（日向和田精密製作所）

●エンド用探針

　通常の探針は太くて短いので、十分に根管内へ到達することができない。根管治療専用の探針を使用すると、上部 1/3 程度までは容易に到達できる。弾力性に富み、根管壁の凸凹の触知もできる。狭窄根管では、探針の先端で突いて根管口を見つけることもできる。筆者は使いやすさ、コスト、入手のしやすさで JH エンドエキスプローラーを選択している。

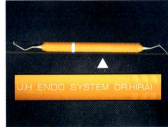

▶ JH エンドエキスプローラー（背戸製作所）

●**手用ファイル（K ファイル）**

　主に上下のファイリングで根管下部2/3の拡大・形成を行う。根管上部1/3まではバーで行い、それ以降根管に手用Kファイルを使用する。また、効率的かつ滑沢に仕上げる場合は、ニッケルチタン（Ni-Ti）のファイルを使う選択肢もある（161頁参照）。

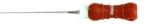

▶手用Kファイルにシリコンストッパーを取り付けて使用する。

●**超音波スケーラー＋エンド用チップ**

　超音波スケーラーは、裏装材、余剰セメント、根管内ガッタパーチャ除去に使用する。先端にファイルを付けると、根管内の超音波洗浄をすることもできる（141頁も参照）。

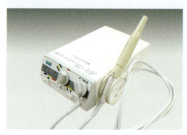

▲スプラソン P-MAX⁺（サテレック／白水貿易）

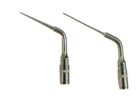

▲エンドサクセスチップ（サテレック／白水貿易）

> **知っておこう！** 初めて根管治療行う歯で、とくに気をつけなければいけないことは？
>
> 　元の根管の形を壊さないようにしながら、根管充填しやすい形態に修正していくこと。もし元の根管から外れたり、元の根管とは別のところを拡大したりすると、予後が悪いだけでなく、再根管治療時も非常に難しくなる。1回目の根管治療で正確に根管形成をすることは、根管治療の成績を上げるうえで、もっとも重要なポイントである。

② 習得しよう！ 根管上部1/3形成のしかた

形成の手順

① デンタルエックス線写真による画像診を行う ▶ ② ラバーダムを装着する ▶ ③ エナメル質と象牙質を穿通する ▶ ④ 天蓋除去を行う ▶ ⑤ 上部1/3形成を仕上げる

手順1 デンタルエックス線写真による画像診を行う

通常のデンタルエックス線写真は、頬舌側から見た近遠心方向の断面のみであり、頬舌方向はわからない。しかし、抜去歯で矢状方向から撮影することにより、頬舌断面を知ることができる。抜去歯で2方向の撮影をすることにより、歯髄腔・根管の立体的構造のイメージがつかみやすくなる。この2方向撮影を多数の抜去歯で行い、1枚のデンタルエックス線写真でも立体感がつかめるようなイメージトレーニングを行うことが大切である。

唇頬側方向から

隣接面から

手順2 ラバーダムを装着する

根管治療では最初にラバーダムを装着することで、術野の確保が容易になる。治療歯のみ、または治療歯との隣接歯を露出させる。

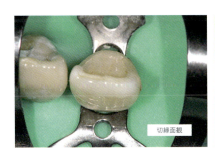
切縁面観

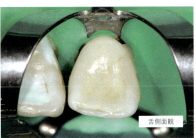
舌側面観

手順3 エナメル質と象牙質を穿通する

上顎前歯の例

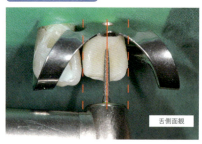
舌側面観

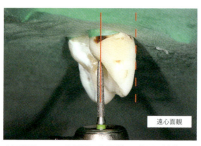
遠心面観

▲近遠心側では中央、頬舌側では**基底結節付近**、中央部では歯軸に合わせる。

▲唇側面のバーは唇面の歯頸側1/3付近の接線に平行にする。

手順4 天蓋除去を行う

髄腔に到達したら、まず髄角を含めて天蓋を除去する。

手順5 上部1/3形成を仕上げる

天蓋除去により髄腔への視野が明確になる。この際、根尖方向に切削する必要はないので、ダイヤモンドバーはG32からJH01Fに切り替える。JH01Fは回転速度(マイクロモーターでは調整可能)を落として、バーの軸面を使用して髄腔形態を整える。その後、根管孔が見えたら、その方向に合わせJH01Fを入れるところまで挿入し、低い回転速度で根管に従うように回転させる。

①バーの当て方

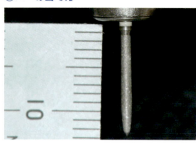

▲切削可能な範囲は約10 mm。

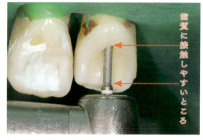

▲舌側基底部と唇側切縁部に当たることが多い。

(歯質に接触しやすいところ)

②Kファイル（#25）試適（根管方向を探る）　〜バーの当て方〜

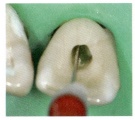 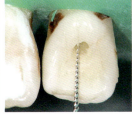 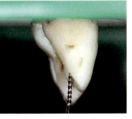

▲根管の方向を見つけるときはKファイルが簡便である。もしKファイルが側壁にぶつかっているとしたら、その側壁をさらに切削し、Kファイルが当たらない状態へ形成する。

試適後のバーの当て方

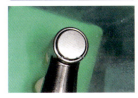 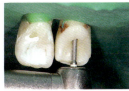 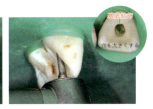

▲基底結節付近を舌側方向に切削していくと自然にバーが入っていく。その後、根管上部1/3の直線化をイメージして形成する。フレア形成もここで行う。

MEMO

根管充填材除去（再根管治療）

難しい除去のテクニックをマスターしよう！

　再根管治療は初回根管治療より臨床上の頻度が多く、難易度も高いです。再根管治療が難しい理由として下記の①〜③が挙げられます。これら3つの課題を克服する手技を一部紹介します。

［再根管治療が難しい理由］

①補綴物の除去が必要
②根管充填材（以下、根充材）の除去が必要
③過去の治療で人工的に形成された根管（例：ステップ、パーフォレーション、ストリッピング、閉塞等）の修正が必要

難易度	★ ★
頻　度	★ ★
所要時間	10 〜 15分 ※旧補綴物除去の時間は含まない。

準備器材

- ☐ ダイヤモンドバー（根管上部1/3形成用）(135頁参照)
- ☐ エンド用探針(135頁参照)
- ☐ EDTA（エチレンジアミン四酢酸）溶液
- ☐ 超音波スケーラー＋エンド用チップ
- ☐ 手用ファイル（Kファイル）(136頁参照)
- ☐ マイクロスコープ（用意できる場合は利用する）

1 理解しよう！ 根充材除去の使用器材と使い方

● EDTA 溶液

石灰化し狭窄した根管を開通させるときに、EDTA 溶液（以下 EDTA）で根管壁を溶解すると通りやすくなる。

ガッタパーチャなどの根充材を除去するとき、浸透性の良い EDTA 液を滴下すると、ガッタパーチャと根管壁の間に EDTA が侵入し剥離した状態になる。その結果、根充材の除去が容易になる。いわば潤滑剤のような役割を果たす。

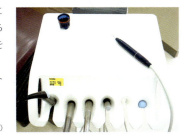

▶ウルトラデント18% EDTA 液（ウルトラデントジャパン）

●超音波スケーラー＋エンド用チップ

超音波スケーラーには、さまざまな形状のチップが用意されており、根管治療用のものも発売されている（136頁も参照のこと）。超音波振動により、内部に残っているガッタパーチャを発熱で軟化させ、形態を崩して浮き上がらせ、除去を容易にする。このときは注水を行わず、オーバーヒートに注意しながら短時間で除去する。

▶シロナNo.3L（デンツプライシロナ）

●マイクロスコープ

肉眼では見えない根管内をマイクロスコープで拡大すると、明瞭に見ることができる。マイクロスコープが使える環境では、根充材を除去するときは、とくに使用することをお薦めする。

影のできない明るい術野をつくり、強拡大することで、根管内を確実に目視しながら治療することができる。

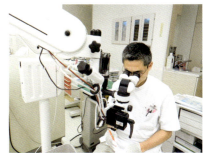

▶マイクロスコープは根管治療の有力な武器。根充材除去時には欠かせない。

② 習得しよう！ 根充材除去のしかた

手順1 デンタルエックス線写真による検査を行う

　ここでは便宜上抜去歯を使用して、ガッタパーチャ根充済みの|1を再根管治療すると想定した例で解説する。デンタルエックス線写真からは根充材が確認できる。窩洞にはコンポジットレジンが充填されている。

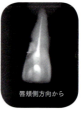
唇頬側方向から

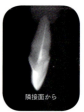
隣接面から

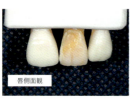
唇側面観

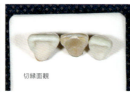
切縁面観

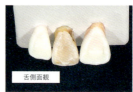
舌側面観

手順2 根充材を除去する
①根管の明示
　はじめにラバーダム防湿をする。そのうえで根充材をダイヤモンドバーで削除し、根管を明示する。

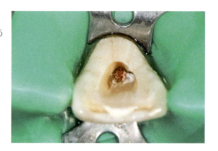

知っておこう！ ガッタパーチャ溶解剤とEDTAのどちらを使うの？

　筆者は18% EDTA溶液を使用している。ガッタパーチャ溶解剤は大半のガッタパーチャを除去できるが、その一部は溶解して根管壁にこびりつくことが多く、かえってガッタパーチャの完全除去が難しくなるからである。EDTAは象牙質を溶解するので、ガッタパーチャが根管壁から剥離しやすくなる。

②超音波スケーラーによる除去

　超音波スケーラーにエンド用チップを取り付けて除去を行う。このとき水は流さない（無注水）。発熱と振動による不快感を避けるために、超音波チップは窩洞（根管壁）に当てないようにし、根充材のみに触れるようにする。

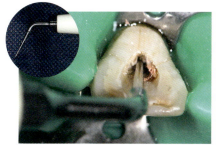
▲スプラソン P-MAX⁺とエンドサクサスを使用。

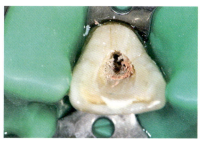
▲根充材が剥離した窩洞の状態。一部ガッタパーチャの残存が認められる。

③エンド用探針による剥離

　エンド探針で残ったガッタパーチャを剥離し除去した状態。この際、手用Kファイルを使用して、残存ガッタパーチャを除去する方法も有効。この場合は EDTA に浸した状態で行うと除去効率が高くなる。

※このあと、上部1/3の形成（すでに形成された根管の修正）を行う。

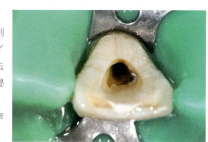

注意しよう！　振動や振動熱が根管壁に悪影響を与えないか？

　悪影響があるので、以下の項目を確認して行うこと。
①超音波振動する器具は、すべて振動熱を発生させている。しかし、根管内を注水しながら洗浄することで、振動熱を抑えることができる。ただし、根管壁にふれるとスメア層ができるので、洗浄の場合は根管壁から離すのがポイント。
　※ガッタパーチャ除去時は注水しない。
②根管内に注水しないで使用するときは、数秒作業をしたら休みを入れて冷やすなど、発熱対策が必要となる。もしこれを怠ると、歯周組織、とくに歯槽骨壊死などのダメージを起こす危険性がある。
③超音波スケーラーにファイルを取り付けて上下にファイリングをすると、根管壁を切削することもできる。
④ファイリングや洗浄の際にファイルを動かさないで1点に止めてしまうと、根管壁が波打って形成されてしまうので、上下に動かしながら形成する（右図）。

▲1点に止めると、根管壁を上記の波形のように切削してしまう。

▲上下に動かすことで直線的にできる。

2　根管充填剤除去（再根管治療）

③ 根管長測定・根管拡大

充填しやすい根管を形成する！

　前項までで天蓋および根管上部１/３までの形成は終わっているはずです。このあと根管内残り２/３について正確な根管形成をしていくことが課題となります。

　そのために、まず根管長を計測します。根管長の測定法としては、①電気的根管長測定器（EMR）、②デンタルエックス線写真（等長法）を使用する方法、③手指の感覚、この３つの方法があります。これらのなかで、もっとも簡便で信頼性の高い測定法として、まずは①電気的根管長測定をマスターしましょう。

　そのうえで補助的な手段として、他の２つの方法も必要です。そして、根管長が測定できたら、作業長を決め、根管充填のしやすい根管の形態・太さに形成をしていくことが課題となります。

難易度	★
頻度	★★
所要時間	３分（１根管）　〜　５分（３根管）

準備器材

- ☐ ダイヤモンドバー（根管上部１/３形成用）（135頁参照）
- ☐ エンド用探針（135頁参照）
- ☐ Ｋファイル（#10〜#80）　※必要に応じて #08（136頁参照）
- ☐ 根管穿通用ファイル
- ☐ EDTA溶液　　☐ 電気的根管長測定器
- ☐ エンドゲージ　　☐ エンドブロック
- ☐ 次亜塩素酸ナトリウム溶液　　☐ 過酸化水素水
- ☐ ペーパーポイント（#30〜#60）
- ☐ 超音波スケーラー＋エンド用チップ（136頁参照）
- ☐ 貼薬剤（水酸化カルシウム）
- ☐ 仮封材（キャビトン／カルボキシレートセメント）

1 理解しよう！ 根管長測定・根管拡大の使用器材と使い方

●根管穿通用ファイル

通常は15号または10号を使用する。

特長（Cプラスファイル）

- 先端部に大きなテーパーが付与されており、変形が少ない
- Kファイルに比べて垂直圧に対する抵抗が強く、曲がりにくいため、先端方向に力が伝わりやすい
- 細い番手での狭窄・閉塞部穿通が容易
  なお、細いファイルを無理な力で曲げると伸びやすく、このファイルはさらにその傾向があるので、使用時は注意する。

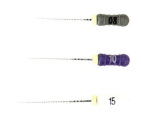

▲ READYSTEEL® Cプラスファイル（デンツプライシロナ）

● EDTA溶液

EDTAは液体、クリーム状などさまざまな性状があり、濃度にも幅があるので、多種類の製品から選ぶことになる。筆者は閉塞根管を穿通させる際には、液体で浸透力の強力なウルトラデント18% EDTA液（141頁参照）を選択している。

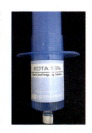

▶ウルトラデント18% EDTA液（ウルトラデントジャパン）

●電気的根管長測定器

歯内治療において、根尖孔の位置あるいは根尖孔までの長さを正確に測定する際に欠かせない器械であり、各社から発売されている。

利点
- 術者の感覚に頼らず、根尖孔を判定することができる。
- パーフォレーションの即時診断が可能。

欠点
- 歯肉への電流リークがあると根管長が短めに測定される。
- 根尖孔が開いた歯では不正確な測定値になることがある。
- 未開通の場合、根尖までの距離を知ることができない（メーター値は根尖までの距離を示したものではない）。

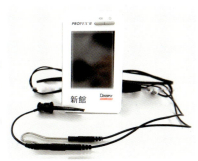

▲プロペックス® II（デンツプライシロナ）

3 根管長測定・根管形成

●エンドゲージ

根管長を計測するときに使用する。根管形成時、リーマー・ファイルの作業長にラバーストッパーを正確にセットすることができる。エンドボックスに付属されたメジャーを使用してもよいが、術者が手で持つことができる専用のゲージを用意したほうが効率的。

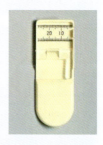

▶エンドゲージ（ジーシー）

●エンドブロック（ミニゲージ）

根管を拡大するとき、すべてのサイズのファイルを迅速に同じ長さに合わせることができる。効率化や正確性向上の武器になる。

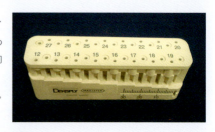

▶ミニ・エンド・ブロック（デンツプライシロナ）。作業長12〜27mmを簡便に合わせることができる。

●次亜塩素酸ナトリウム溶液／過酸化水素水

次亜塩素酸ナトリウムは、有機質の溶解、除去、消毒を行う。過酸化水素水は、発泡洗浄効果があると言われていたが、効果に疑問は残るという意見もある。両論あるなかで筆者は「次亜塩素酸の残留除去時は、水洗のみより過酸化水素水の併用が効率的」との考えから、「次亜塩素酸ナトリウム→過酸化水素水→水」という洗浄方法を採用している。

 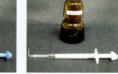

▲次亜塩素酸ナトリウム溶液　　▲過酸化水素水

知っておこう！　根管穿通用ファイルはKファイルとどう違う？

ファイルを使用することで生じるトラブルは、ファイルの折れ込みとパーフォレーションである。パーフォレーションの原因は、①ファイルが根管に沿っていない、②ファイルが歯質や残留物より硬いため、その切削力で新しい根管（人工根管）を作ってしまう、ことにある。穿通用ファイルはKファイルと違い、切削力がなく根管内組織の微妙な変化（軟らかい・硬い）や感触をつかみやすいため、これらのトラブルを起こすリスクが軽減される。

● ペーパーポイント

　根管拡大後の清拭、浸出液の点検、治療薬の貼薬といった用途に使用する。わずかな浸出液も吸収し、また根尖まで確実に到達できるコシがあるものを選ぶ。管理や使いやすさを考え、ヘッドがカラーコードされているもの、浸出液や出血が確認できるよう、本体は「白色」のものを選択するとよい。

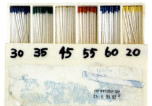

▶プリムデント ペーパーポイント（PrimDent）。乾燥作業は、太めのペーパーポイントまたは綿球で上部の水分を吸収し、根尖に届く細いペーパーポイントで根管内に残っている少量の水分だけを吸うようにすると、効率的でコストもかからない。

● 貼薬剤（水酸化カルシウム）

　水酸化カルシウム製剤を根管貼薬に使用する（92頁参照）。

● 仮封材（キャビトン／カルボキシレートセメント）

　根管貼薬後の仮封に使用する。辺縁封鎖性のよい、これらの材料が適している。キャビトンは水硬性で内側性窩洞に適している（93頁参照）。
　カルボキシレートセメントは、壁がなく維持力が不足している外側性窩洞や根面を封鎖するときに適している（91頁参照）。

> **注意しよう！　根管長の測定では術者の感覚も重要**
> 　電気的根管長測定器で大半の根尖孔の位置を割り出すことはできるが、術者がファイルを入れたときの感触で根尖部の狭窄を確認することも重要である。2つの方法で測った場合に根管長が一致することがポイント。

MEMO

② 習得しよう！ 根管長測定・根管拡大のしかた

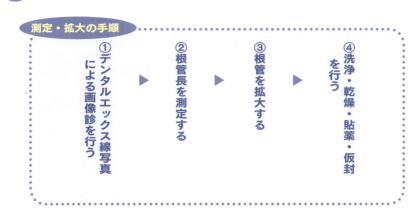

測定・拡大の手順
① デンタルエックス線写真による画像診を行う ▶ ② 根管長を測定する ▶ ③ 根管を拡大する ▶ ④ 洗浄・乾燥・貼薬・仮封を行う

手順1 デンタルエックス線写真による画像診を行う

通常のデンタルエックス線写真を撮影し、根管の状態を調べる（詳細は137頁参照）。

手順2 根管長を測定する

根管長測定には以下の3通りがある。複数の測定法で長さが一致していることを確認したい。

①電気的根管長測定（EMR）

使用する機器の各メーカーの測定方法に従い、根管長を測定する。正確な長さを確認するために、エンドゲージを使用する。根管外と交通すると測定値に誤差が出ることがあるので、根管壁または隔壁がある状態で、防湿下で使用する。

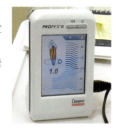

②デンタルエックス線写真による測定

長さを測定済みのファイルを根管内に挿入したまま、等長法でデンタルエックス線写真を撮影する。写真上でファイルの長さを測定する。実寸になるのが理想的だが、そうならない場合は拡大縮小率を計算し、根管口までの根管長を算出する。

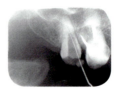
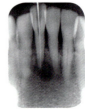

根管長測定の手順

1. #15(入らないときは#10)のKファイルまたは、根管穿通用ファイルを手指の感覚で根尖付近と思われる深さまで挿入する。
2. もし狭窄している場合は、EDTA液を入れて1〜2分待ち(タイマー測定)、歯質を軟化させるとよい。
3. 電気的根管長測定で根尖を示す深さまでファイルを進める(EDTA液が残っていると測定誤差が出るので、根管内は水に入れかえる)。
4. 根管長をメーター値と手指の感覚で比較し、矛盾のない長さでいったん決定する。
5. 測定基準点の選び方はファイルが接している切縁、咬頭頂や辺縁隆線など、その付近でもっとも高い位置とする。
6. ファイルを取り出し、ストッパーまでの長さを測り、根管長とする。

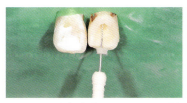
▲ファイルの先端が根尖まで届いている。測定基準点は切縁。

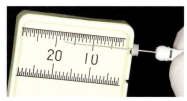
▲ストッパーまでの長さを測る。

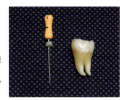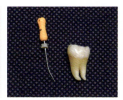
▶大臼歯で比較的頻度が多い湾曲根管には、ファイルを根管に挿入する前に湾曲に合わせたプレカーブをつける。

③手指の感覚による再確認

ある程度の熟練が必要だが、EMRやデンタルエックス線写真で判明した根管長を再確認するために有用な方法。#15〜#20の細いファイルを根尖方向へ進めていくと、ある深さで抵抗感が弱まる。ここが根尖口で、このときの深さが根管長であることが推測できる。EMRやデンタルエックス線写真で根管長と一致した場合は信頼性が高いが、一致しない場合はどこで誤差が生じたか検証することで、誤った根管長での作業を避けることができる。

> **注意しよう!**
> **中央部1/3形成用ダイヤモンドバーは使わないの?**
> 近年、歯根破折回避のため、根管は大きく拡大しない傾向となっている。根管中央部1/3では基本的にダイヤモンドバーは使用しない。ただし、元々太い根管(100号ファイルなどでもまったく抵抗のない根管)の再形成の際は必要になることがある。

手順3 根管を拡大する

根管拡大手技の原則は、#20ファイルを根管長に固定し、#25以降のファイルを作業長(根管長マイナス1mm)で拡大することである。根管の拡大は、①確実な根管充填ができる太さ、②健全な象牙質が露出する太さ、まで行う。目安として、細い根管では40〜50号、太い根管では55〜80号まで拡大する。

根管拡大の手順とポイント

#15ファイルで測定し、#20ファイルでは根尖に届かない場合は、#20ファイルで根尖まで拡大する。ファイリングにおける回転角度は30°以内とする。30°回転させたら、上方へ引き抜く。ファイルの折れ込み、変形の危険性が上がるので30°以上は回転させない。

作業長は根管長マイナス1mmとする。#25以上の作業長のファイルでは、ファイリング操作(上下運動)のみ行う。#15、#20の根管長のファイルでは、この操作は行わない。#20のファイルでもストッパーが浮き上がる場合は、上記と同様に30°の操作だけを繰り返して、ストッパーが入る長さまで行う。

拡大するたびに根管長の#20ファイルに戻る。#20ファイルで根尖まで到達できることを確認し、問題なければ、次の号数の作業長ファイルへ進む。

ファイルの操作

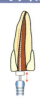 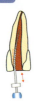
遠心側

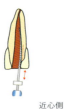
近心側

……はファイリングする場所(根管の形成部位)。

ファイルの方向操作

ファイルは4方向(頬舌、近遠心)に押し付け、ファイルをたわませている。
これにより側壁のファイリング効果が得られる。

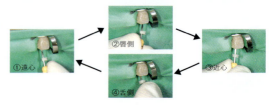

①遠心　②唇側　③近心　④舌側

根管拡大時の注意事項

ファイルの回転運動をする場合は、前述のとおり回転角度を30°までとする。それ以上の角度をつけて回転運動をすると、ステップをつくるなど根管形態に悪影響が出る。

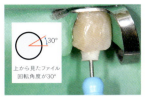
上から見たファイル回転角度が30°

途中で挿入抵抗があるときやストッパーが1mm以上浮き上がっているときは、ファイルの号数を交換せずに現在のファイルで30°回転や上下運動を繰り返すことで、次の号数での浮き上がりを1mm以内にできる。

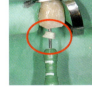
ストッパーが約1mm下がっている

根管拡大は絶対に乾いた状態で行ってはいけない。根管内に次亜塩素酸ナトリウムを入れた状態で行うことが望ましい。形成のゴールはストッパーが確実に基準切縁、咬頭頂等に接し、かつ、抵抗なくファイリングできる状態とする。

 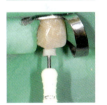

注意しよう！ 根管長に戻る（ファイル号数も #20 に戻る）のはなぜ？

根尖孔（根管長）〜アピカルシートの区間（1mm）に切削片を埋めこみ、さらに押し出すことを避ける。毎回 #20 ファイルでこの区間の切削片を除去する。

知っておこう！ ニッケルチタン（以下 Ni-Ti）ファイルのメリットと注意点

Ni-Ti ファイルは、根管長測定を行った根管の下部 2/3 を形成するときの選択肢となる。狭窄根管や湾曲根管など、手用ファイルでは形成が困難であったり、ステップやパーフォレーションなどの形成不良を起こしやすい根管でも、Ni-Ti ファイルでは容易に短時間できれいに仕上げることができる。

注意すべき点は、形成中の Ni-Ti ファイルの破折である。その原因は、①ファイルの疲労（複数回使用）、②2回以上の湾曲（強いねじれ力がかかる）、③乱暴な器具操作（強いトルクをかける）の場合が多い。破折したファイルの除去は、手用ファイルの場合と同様に難易度が高く、マイクロスコープでの作業となる。安全で器材の特性を生かした操作のコツは、まず手用ファイルでつかみ、Ni-Ti ファイルはその後に使用することをお薦めする。

手順4 洗浄・乾燥・貼薬・仮封を行う

①洗浄(超音波)

　超音波チップを使用すると、根管の深くまで洗浄できる。作業長に合わせて挿入の深さを加減する。水流が変わってしまうため、ファイルにストッパーを取り付けることができない。ファイルの刃部の長さは太さに関係なく16mmなので、ファイルの刃が見えている長さから逆算して挿入深さを知ることができる。

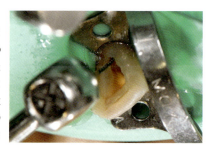

②乾燥(ペーパーポイント、綿球)

　①綿球→②ペーパーポイントの順序で乾燥を行う。①まず綿球で歯髄腔の水分を、②次にペーパーポイントで根管の水分を吸収する。ペーパーポイントは2本使用し、最初の1本目で吸水(濡れている)を確認し、2本目で乾燥状態を確認する。2本目は1本目より細いサイズで作業長に確実に届くペーパーポイントを使用する。

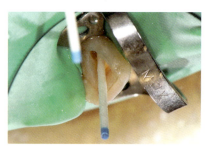

③貼薬(カルシペックス)

　根管貼薬には、歯髄為害性がなく、安全な薬剤として水酸化カルシウムが広く使われている。根管に届くよう、先端の細いチップやペーパーポイントで挿入する。

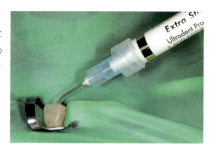

④仮封(キャビトン)

　根管内と口腔内の遮断を確実にするために、封鎖性のよい仮封材を使用する。キャビトンは、硬化後に膨張して根管壁に密着するので封鎖性が良い。厚みは3mm以上確保する。

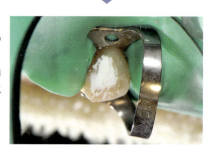

MEMO

根管充填（側方加圧法）

形成後の根管を確実に封鎖する！

　根管充填では、形成された根管を緊密に封鎖します。ポイントは下記の3点です。

[根管充填のポイント]
①根管充填時期の判断（早すぎず、遅すぎず）
②作業長（根管長マイナス1mm）まで緊密に根管充填をする。根管外にオーバーしない
③根管充填後、症状が出ない

難易度	★
頻　度	★★
所要時間	3分（1根管）〜5分（3根管）

準備器材

- □ 次亜塩素酸ナトリウム溶液（146頁参照）
- □ 過酸化水素水（146頁参照）
- □ EDTA溶液（141頁参照）
- □ 超音波スケーラー（136頁参照）
- □ Kファイル（136頁参照）
- □ エンド用探針（135頁参照）
- □ ガッタパーチャポイント（メインポイント／アクセサリーポイント）
- □ レンツロ（解説略）
- □ シーラー（液／粉）
- □ スパチュラ／紙練板（91頁参照）
- □ 根管充填ピンセット　□ スプレッダー　□ プラガー
- □ エキスカベーター
- □ ストッピング／バーナー
- □ 仮封材（キャビトン）（93頁参照）

1 理解しよう！ 側方加圧根管充填の使用器材と使い方

●ガッタパーチャポイント
①メインポイント

太さと長さはすべて国際規格に適合した寸法で、頭部は着色してある。太さの選択が容易にできるよう、右写真のように保管方法を工夫するとよい。

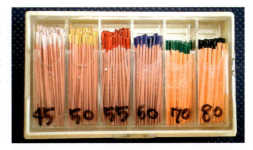

②アクセサリーポイント

メインポイントを充填後、根管内の隙間を埋めるために複数のアクセサリーポイントを充填する。太さ、長さにより数種類を使い分ける。

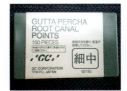 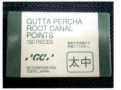

▲ガッタパーチャポイント＜アクセサリー＞（ジーシー）

●シーラー

根管充填用シーラーとしてガッタパーチャポイントと併用する。根管壁に死腔ができないようにメインポイント充填前にシーラーをレンツロで流し込んでおくか、ポイント挿入時に各ポイントにシーラーを付けて挿入するかの2つの方法がある。側方加圧根管充填では、死腔を埋めるために、シーラーは必須。

なお、根管充填後、接着修復を行う予定で、接着阻害材のユージノールを避けたい場合は、ユージノール入りでない「キャナルス®N」や、レジン系シーラーなどを選択する。

a：AHプラス®（デンツプライシロナ）
b：キャナルス®N（昭和薬品化工）

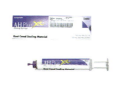 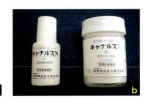

4 根管充填（側方加圧法）

●根管充填ピンセット／ロック根充用ピンセット

根管充填用ピンセットは、根管充填時にガッタパーチャポイントなどを把持しやすいように、ピンセット先端の内面に溝が形成されている。そのため、ポイントを容易にかつ確実に把持できる。ロック付きとロックなしの両方があり、好みにより選択する。

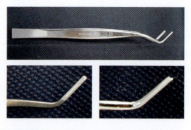

●スプレッダー

メインポイント、アクセサリーポイントを根管内で圧接するために使用する。アシスタントには、毎回スプレッダーの先端についたシーラーなどを拭き取るように指示し、常に清潔な状態にしておく。

φ 0.25
φ 0.4

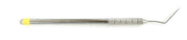

●プラガー

余剰根充材を焼き切るため先端をバーナーで熱して使用する。先端に付着したガッタパーチャ片やシーラーはアルコールワッテで拭き取り、常に異物がついていない状態で使用すること。焼き切ったあと、根管口の高さでガッタパーチャを圧接する。

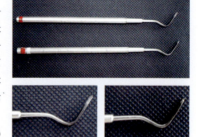

▶プラガー（タスク）

●エキスカベーター（エキスカ）

髄腔壁についた余剰ガッタパーチャの除去に使用する。バーナーで加熱するので、切削用のエキスカとは使い分ける。

●ストッピング／バーナー

二重仮封の一層目に使用する。封鎖性が悪いので、表面仮封には使用しない。ストッピングの利点は、除去が容易にできることである。加熱軟化時はオーバーヒートしないよう注意する。ストッピングの軟化に使うバーナーは、ガッタパーチャポイントを焼き切るときにも使用する。

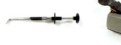
▲ストッピング

▲バーナー

② 習得しよう！ 側方加圧根管充填のしかた

根充の手順

① 仮封除去を行う ▶ ② 根管内を洗浄する ▶ ③ 根管内を乾燥させる ▶ ④ メインポイントを折り曲げ、充填する ▶ ⑤ アクセサリーポイントを充填する ▶ ⑥ 根充材を焼き切る ▶ ⑦ 余分なガッタパーチャを除去する ▶ ⑧ 仮封する ▶ ⑨ デンタルエックス線写真による確認を行う

手順1 仮封除去を行う

①仮封除去

窩洞の仮封材を超音波スケーラーなどで除去する。

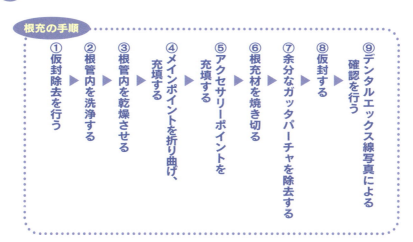

②根管内の確認

仮封除去後は、根管口からの出血、浸出液や腐敗臭、不快症状がないかを最終的に確認する。ある場合は根充を行う時期を再検討する。

手順2 根管内を洗浄する

次亜塩素酸ナトリウム→過酸化水素水→水（超音波チップ）で最終洗浄を行う。必要に応じて EDTA でスメア層を除去する。

手順3 根管内を乾燥させる

綿球とペーパーポイントで根管口まで完全に水分を除去し、根管内を乾燥させる。

手順4 メインポイントを折り曲げ、充填する

最終拡大号数(写真は50号)を作業長に合わせて折り曲げ、根管にメインポイントを試適する。

適合確認後、シーラーを付けてメインポイントを充填する。

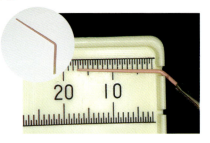

手順5 アクセサリーポイントを充填する

メインポイント充填後、スプレッダーでメインポイントを根管壁に押し付ける。その後、根管にアクセサリーポイントを入れ、毎回スプレッダーで根管壁に押し付ける。

メインポイント・アクセサリーポイントの充填

※写真は模型での操作。また、シーラーを付けるとわかりにくくなるので、ここでは付けていない。

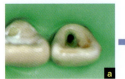

a：根管形成完了。

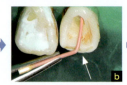

b：メインポイントを挿入。作業長とメインポイントが一致。

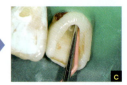

c：スプレッダーで根管壁に押し付ける。メインポイント充填終了。

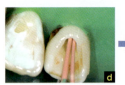

d：アクセサリーポイントにシーラーを付けて挿入する。

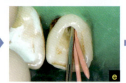

e：スプレッダーで根管壁に押し付ける。

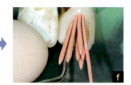

f：c〜eを繰り返す。

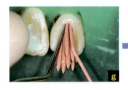

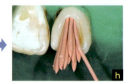

g：さらにc〜eを繰り返す。
h：アクセサリーポイントの充填終了。

シーラーの付け方

メインポイント試適前に、スパチュラと紙練板を使ってシーラーを練和しておく。メインポイント試適後にシーラーを付ける。メインポイントにはシーラーを多めに付け、根管壁全体に塗布するようにメインポイントを挿入する。アクセサリーポイントは、充填時に少量のシーラーを付ける。

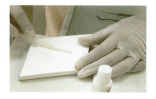

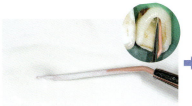

▲メインポイントにシーラーを多めに付ける。

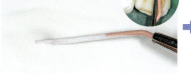

▲アクセサリーポイントにシーラーを少なめに付ける。

手順6 根充材を焼き切る

プラガーを熱し、根充材を焼き切る。熱しすぎて、歯や歯周組織を傷つけないように気をつける。また、取り扱い時のやけどに注意する。アシスタントにも、焼き切った根管充填材を拭き取るときにやけどしないよう注意する。

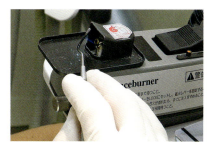

▲プラガーを熱する。

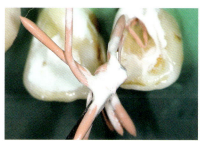

▲根充材を焼き切ったところ。

注意しよう！ 熱したプラガー等を口腔内に入れる場合に気をつけること

術野だけでなく器具の運搬動線上にある口唇を確実に圧排し、軟組織に熱を加えない注意が必要である。この問題は、ラバーダム下での操作で大半は解消するが、ラバーダムシートに触れないように同様に注意する必要がある。

4 根管充填（側方加圧法）

手順7 余分なガッタパーチャを除去する

プラガーを使用してもよいが、熱したエキスカを使うと、より効率的に除去できる。このあと、以下のポイントをチェックする。
❶根管拡大したところまで、根充材が入っている
❷ガッタパーチャが根管外にオーバーしていない
❸ガッタパーチャの死腔がない

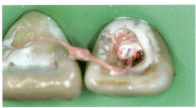

▲プラガーで焼き切ったところ。

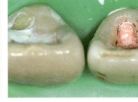

▲エキスカで焼き切り、整形したところ。

手順8 仮封する

根充材は、窩縁から深さ5mm程度までとし、その上には辺縁封鎖性のよい仮封材（キャビトンなど）を緊密に充填する。ただし、仮封材は咬耗、摩耗しやすいので、仮封期間は1〜2週間程度を目安として、次のステップへ移るように注意する。

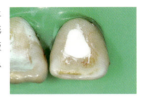

手順9 デンタルエックス線写真による確認を行う

仮封後すぐにデンタルエックス線撮影を行う。

エックス線写真による確認

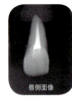
唇側面像

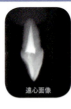
遠心面像

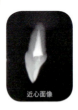
近心面像

※ここでは抜去歯を使用。近遠心面からの撮影は抜去歯でのみ可能。

> **困ったときは？ デンタルエックス線写真から根管充填の不備がわかったら？**
> ⇒すぐに根充材を除去する。即時に除去できないときは、容易に除去できる根充後1週間以内に除去し、再根管充填を行うようにする。エラーが生じたステップまで戻り、そこから再処置をすることが重要。

根管治療後、クラウンかレジン充填か、選択のポイントは？

根管治療を行ったとき、根管アクセスのための窩洞が小さかった（＝歯質を切削しなかった）ときには、以下の条件を考慮したうえで、レジン充填を選択する場合もある。
①残存歯質量（**多い**＞少ない）
②咬合接触部位との咬合力（強い＜**弱い**）
③（主に前歯部）歯冠の方向、歯列の位置（修正が必要＜**必要ない**）
④歯質の色（変色）：変色量が多い場合はクラウンで色調回復を行う
⑤予後予測：リスクが低い場合は耐久性を重視する（リスクが高い場合は、重視する選択肢として「延命」「放置」「暫間」が生じる）

レジン充填を選択するのは歯質切削量が少ないときに限る。筆者は、根管治療を行った歯の最終的な補綴はクラウン形態と考えている。

MEMO

光コンポジットレジンコア

破折しない、しっかりとした基礎を作る！

　築造体(以下コア)は、①歯冠補綴物の基礎構造を作る、②残存歯質の保存と強度を回復する、③コアに起因する歯根破折を起こさない、の3点が重要です。そのために、光重合型接着性レジン(コンポジットレジン、以下CR)を使用して、しっかりとした基礎を作ります。

［コアの製作における目標］
　①過不足のない窩洞形態
　②確実な接着処理
　③歯冠・歯根強度の回復

難易度	★
頻度	★
所要時間	15～30分（1歯につき）

準備器材

- ☐ ダイヤモンドバー
- ☐ エキスカベーター
- ☐ う蝕検知液
- ☐ スタディモデル（インデックスコア）(165頁参照)
- ☐ ファイバーポスト　☐ ファイバーカッター
- ☐ ボンディング材／セラミックプライマー
- ☐ 光重合型CR（フロアブル／ペースト）
- ☐ 探針　☐ ポケット探針
- ☐ 電気メス／止血剤／過酸化水素水
- ☐ シリコン印象材（パテ型）(172頁参照)
- ☐ プラスチックグローブ(172頁参照)
- ☐ 鉛筆／カッター（解説略）

1 理解しよう！ レジンコア製作の使用器材と使い方

●ダイヤモンドバー
　窩洞形成と支台歯形成に使用する（69頁参照）。

●う蝕検知液
　残存歯質の軟化象牙質の有無を最終確認する（86頁参照）。

●エキスカベーター（エキスカ）
　残存歯質に軟化象牙質がある場合は、その除去に使用する。また石灰化度の低い象牙質はエキスカで硬さを確認し、削り取る（85頁参照）。

●ファイバーポスト
　前歯では残根状態のとき、臼歯では歯冠が3壁以上失われているときに，支台歯の補強のために用いるポスト。歯冠が2壁以上残っている場合は原則不要。

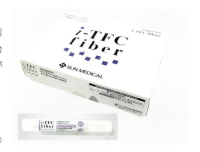

▶ i-TFC ファイバー（サンメディカル）

●ファイバーカッター
　ファイバーカッターは、グラスファイバーポストを、断片の欠けやバリがなく、きれいにカットすることができる。

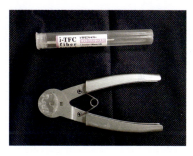

▶ ファイバーカッター（YDM）

●ボンディング材／セラミックプライマー
　支台歯の接着処理に使用する。大半が象牙質のみへの接着なので、象牙質への接着力が強い2液型ボンディング材〔クリアフィル®メガボンド®FA（108頁参照）など〕を使用する。

5　光コンポジットレジンコア

●光重合型CR（フロアブル／ペースト）

筆者は、根管内にCRを充填する際は、操作性を重視してフロアブルタイプを選択している。歯冠部分は流動性の低いフロアブルタイプかペーストタイプで盛り上げていく。オールセラミッククラウンの支台歯に使用するときは、歯冠部分のレジンは上部補綴物の透過性も考慮した色調を選択する必要がある。

▶エステライトフロークイック（トクヤマデンタル）

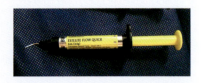

●探針

フロアブルタイプのCRを広げる（169頁参照）際に使用する。探針が届かないところにはエンド用ファイル（#20Kファイルなどの細いもの）を使用するとよい。

●ポケット探針

ファイバーコアの長さを決めるために、ポスト部分の深さの測定に使用する。

●電気メス／止血剤／過酸化水素水

電気メスは、マージンを明瞭に出すために歯肉修正が必要なときに使用する。歯肉から出血がある場合は、止血剤と過酸化水素水を使用する。

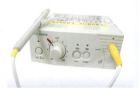

▲ベストサージ TME-701（ヨシダ）。マージン部の歯肉修正を施す。

▲アストリンジェント（ウルトラデントジャパン）。凝固作用による局所止血剤として、歯肉・粘膜の小出血に効果を発揮する。

電気メス・止血剤の使用例

（歯肉）表面からの出血	止血剤
歯肉縁下の歯肉修正	電気メス
深いポケットの歯肉修正	歯肉剥離掻爬術などの歯周外科処置で歯肉形態修正

知っておこう！　コンポジットレジンの使い分け

流動性が高いフロアブルタイプ
　→窩洞面の一層目、根管内で使用。
　　製品例：エステライトフロークイック・ハイフロー（トクヤマデンタル）など

付形性のよいペーストタイプ
　→歯冠の支台歯形態の製作に使用。
　　製品例：エステライトΣクイック（トクヤマデンタル）など

2 習得しよう！ レジンコア製作のしかた

製作の手順

①事前準備をする（スタディモデル、ワックスアップ、インデックスの製作） ▶ ②支台歯を形成する ▶ ③ファイバーコアの表面処理を行う ▶ ④レジンコアを形成する

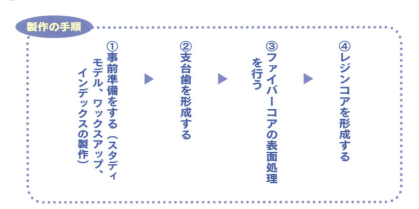

手順1 事前準備をする

歯冠補綴を行う歯は、あらかじめスタディモデルを製作する。模型上で支台歯形成と補綴形態のワックスアップを行う必要がある。次に形成確認用とテンポラリークラウン製作用のシリコンインデックスを3個製作する。

①スタディモデル

術前に上下全顎のアルジネート印象を採得し、硬石膏でスタディモデルを製作する。模型の辺縁をトリミングし、咬合面や歯肉縁の気泡はエバンス等で削除、上下模型で口腔内と同じ咬合関係を再現できることを確認する。

次に口腔内と同じ手順でダイヤモンドバーを使って支台歯形成を行う。このとき、歯軸方向、歯質の削除量を確認する。

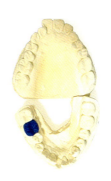

> **注意しよう！ デュアルキュア（Dual Cured）型レジンを使わない理由は？**
>
> レジンの重合には「光」と「化学」の2種類があるが、デュアルキュア型はこの2つの硬化様式をもつものである。光重合に比べ化学重合は接着力が低く、重合度も低く、デュアルキュア型の製品は、ボンディング材の性能が低い場合がある。また、築造用デュアルキュア型では、一度に多量のレジンを重合するため、重合収縮が大きく、接着不良による「剝離」「二次う蝕」「脱離」のリスクが高い。象牙質への接着力を重視する場合は、歯冠修復用材料（ボンディング材と光重合型充填用レジン）を選択し、積層充填することが適切である。

②ワックスアップ

　支台歯形成済みのスタディモデルで完成予定の歯冠形態をワックスアップする。形成不足など支台歯形成の不備が見つかった場合は、この時点で修正すること。

　ワックスの色は任意で選んでよいが、患者へのプレゼンテーション用にも利用する場合は、歯冠色のワックスを選ぶとよい。

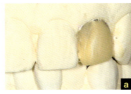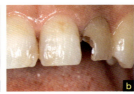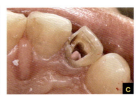

▲完成予定のワックスアップ形態（a）と現在の口腔内（b，c）とを対比する。形成不足や支台歯形成の不備が見つかった場合は修正する。

③インデックス製作

　頰側、舌側の形成量が適正かどうか確認するために、形成時にシリコンインデックスを使用する。また、口腔内でテンポラリークラウンを正確かつ迅速に製作するためにも、別のシリコンインデックスを利用する。ワックスアップの完了したスタディモデルとパテ型シリコン印象材から、3つのシリコンインデックスを製作することになる。

　石膏模型とシリコンが貼り付かないよう、石膏模型は事前に数分間水で濡らしておく。また、パテ型シリコン印象材を手で練るときは、硬化を阻害するラテックスグローブは使用できない。清潔な素手かプラスチックグローブで練る。

インデックスの製作手順

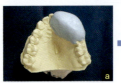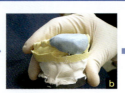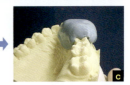

a：治療歯と両隣在歯の3歯分以上をパテ型シリコンで覆う。
b：頰側は歯肉頰移行部を超えない。
c：変形しないようたわまない程度の厚み（約5mm）が必要。

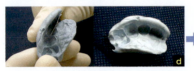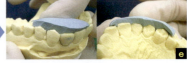

d，e：硬化後、インデックスの余分な箇所をカッターでカットし、前歯なら切縁を境界線にして、唇側と口蓋側（舌側）に分ける。カッターでカットする前に鉛筆で線を入れると確実になる。臼歯部は咬合面で頰舌に2分割し、さらに頰側インデックスは頰側咬頭頂でカットし、咬合面のパテは捨てる。舌側も同様の加工を行う。同じ方法でもう1つパテ型シリコンによるテンポラリークラウン用のインデックスを製作する。これは頰舌に2分割せずU字型のままにし、辺縁をトリミングして完成させる。

④インデックスの口腔内での利用

口腔内で浮き上がりがないかを確認するために使用する。もし浮き上がりが認められた場合は、歯肉部、歯肉頬移行部付近で当たりがないかチェックする。必要に応じてカッターでパテを削除する。

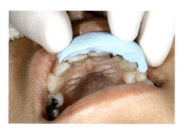

手順2　支台歯を形成する

歯質の有無に関係なく、常に規定の形成手順を実行する（後述176〜179頁「クラウン形成」参照）。クラウンなどの最終補綴物の形態は、すでに模型上でワックスアップ済みなので、その形態はシリコンインデックスによって口腔内で確認できる。

支台歯は、外側を材料の厚みを確保した切削量で形成することになる。また、すでに形成済みの内側との兼ね合いで、薄くなった歯質は削除する。

支台歯形成の手順

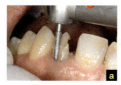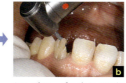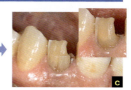

a：唇側に目標とする深さの80%の深さのグルーブを入れる。唇側は「立ち上がり」「中央」「切縁」の3段階で捉える。

b：グルーブに合わせて切縁・咬合面の形態を決める。

c：切縁・咬合面部分の完成。インデックスで1回目の確認。

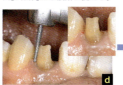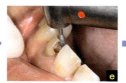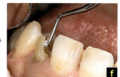

d：遠心のテーパーの決定。

e, f：口蓋側斜面の削除（前歯の場合）。インデックスで2回目の確認。

g：検知液で染め出しをし、軟化象牙質の取り残しがないか最終確認を行う。問題がある場合はエキスカで除去を行い、形態チェックをする。必要に応じて支台歯形成のステップからやり直す。

h：インデックスを使ったクリアランスの確認。

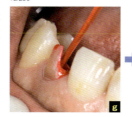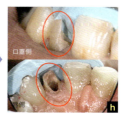

第4章　失活歯治療

5　光コンポジットレジンコア

支台歯形成後のチェックポイント

❶軟化象牙質が完全に除去されているか
❷歯質の新鮮面が出ているか(セメントや充填物がすべて除去されているか)
❸充填しやすい滑らかな窩洞形態になっているか
❹防湿が完全にできているか

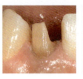

手順3 ファイバーコアの表面処理を行う

　光CRは、歯質だけでなくファイバーコアにも接着しなければならない。ファイバーコアに接着力をもたせるために、その表面にセラミックプライマーを塗布し、さらに通常の光CR接着処理(プライマー＋ボンディング＋光重合)を行う。この操作は使用直前に口腔外で行う。

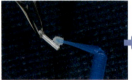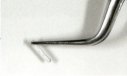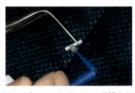

▲セラミックプライマーを塗布。　▲ボンディング材を塗布し、照射する。ピンセットでつかんだ部分が未重合になったり、ムラにならないないように注意する。つかむ位置を変えて2回に分けて、塗布、重合するとよい。

知っておこう！ メタルコアとレジンコアの比較(メリット・デメリット)

【メタルコア】
メリット
・「印象」から「セット」までの手間が少ない(間接法のため、チェアタイムは短縮できる)
デメリット
・咬合力が「くさび」となり、歯根破折につながる(長期予後に不安)
・内側性窩洞でも、設計上(アンダーカット不可)の制限で歯の切除量が多くなる
・メタルと歯質が接着していないので、「たわみ」に対して強度回復ができない

【レジンコア】
メリット
・コアに起因する歯根破折のリスクを低減できる
・メタルコアよりも歯質の切削が少なくて済む
デメリット
・直接法のため、1回のチェアタイムが長くなりやすい
・重合不足を起こさないように操作しなければならない
　ただし、重合不足のデメリットは、以下の①②を行うことで解決できる。
①少量での積層充填を行う　②光を十分に照射する(LEDタイプの照射器を使用)
→長期的予後を重視すると、筆者はメタルコアは選択すべき手段ではないと考える。

手順4 レジンコアを形成する

　光CRの象牙質への接着力が向上した結果、失活歯の築造には、金属よりCRが適している。残存歯質が少なく歯の強度が低下しているときは、ファイバーポストを補助的に使用する。直接法でレジンコアを製作することは、治療期間、治療回数を減らす効果もある。

レジンコア形成の手順

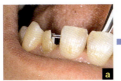
a：ファイバーコアを立てる。

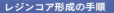
b,c：フロアブルレジンでファイバーコアを固定する。

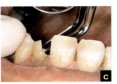

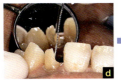
d：フロアブルレジンをエンド用ファイルで広げる。

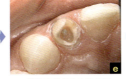
e：根管内重合後の咬合面。

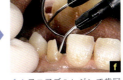
f：フロアブルレジンで歯冠部分を築盛する。

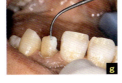
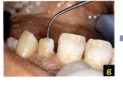
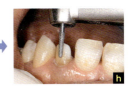
g：探針で歯冠形態を整える。
h：支台歯形成。

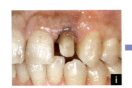
i：形成終了後。

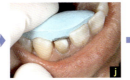
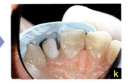
j,k：インデックスを用いてクリアランスを確認する。

> **注意しよう！** 窩洞面に見えるガッタパーチャポイントの表面性状で気をつけることは？
> 　ガッタパーチャは、きれいな凹凸のない断面になっていることに注意する。そのため、支台歯形成の際に、エキスカベーターできれいな切断面を出していくようにする。

5　光コンポジットレジンコア

テンポラリークラウン製作

製作の意義を理解し、手順を覚えよう！

　テンポラリークラウン(以下 TeC)は、下記①〜⑥等の達成を目的に行います。そのため、コア製作後ではなく、根管治療開始時に TeC の製作を行うこともあります。このような TeC を「プロビジョナル・レストレーション」とよぶこともあります。

[TeC 製作の目的]

①審美回復(形態、色調含む)
②機能回復
③最終補綴物の形態シミュレーション
④隣在歯・対合歯の移動防止
⑤歯肉形態の維持(正常歯肉を保つ)
⑥患者が補綴物の形態に慣れる

難 易 度	★ ★
頻　　度	★
所要時間	15 〜 30 分(1 歯につき)

準備器材

- □ 化学重合レジン　　□ 即時重合レジン
- □ シリコン印象材
- □ プラスチックグローブ
- □ 回転トレー
- □ ココアバター　　　□ レジン皿／筆
- □ 鉛筆　　□ カッター
- □ 技工用バー(カーバイドバー各種、レジン研磨用バー)
- □ テンポラリーセメント(ハード／ソフト)
- □ 咬合紙(124頁参照)
- □ 紙練板／プラスチックスパチュラ(91頁参照)

理解しよう！TeC製作の使用器材と使い方

●化学重合レジン（シリコンパテと併用）

化学重合コンポジットレジンからなる材料。筆者の使用する「プロテンプ™4 テンポラリーマテリアル」はオートミキシングなので、気泡混入の少ない補綴物をチェアサイドで製作できる。硬化後表面の未重合層をアルコールで拭き取るだけで、滑沢で凹凸が少なく、自然でスムーズな光沢表面が得られる。重合収縮、変形がなく、調整がわずかで済むのも特長。

▶プロテンプ™4 テンポラリーマテリアル（スリーエムジャパン）

●即時重合レジン（筆積み法用、修正用）

超速硬性常温重合レジン。筆積み法で歯冠全体の製作や一部修正のいずれにも使用できる。一度に大量に重合させると重合収縮と発熱が大きくなるので注意が必要である。フィラーが含まれていないため、摩耗・咬耗が生じる。重合収縮が大きいので、変形リスクをコントロールする必要がある。

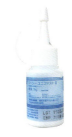

▶ユニファストⅢ（ジーシー）

ユニファスト（常温重合材料）とプロテンプ™（化学重合型コンポジットレジン）の比較

	ユニファストⅢ	プロテンプ™
硬化時間	3分（1分30秒以上おくと撤去が難しい）	5分（2分30秒で一度撤去する）
発熱	有（発熱量は量・体積と比例する）	無
重合変形	有（撤去が早いほど変形量が大きい）	少ない
咬合調整量	大きい（変形するため）	ほとんどない
表面の滑沢度	限界がある（気泡が入るため）	一定の滑沢さがある
表面の摩耗度	有（時間が経つほど磨耗する）	少ない（補綴物セットまでの期間。修正せず一定に品質が保てる）
追加修正の可否	可能	即時重合レジンでの修理（追加）は可能 プロテンプ™の追加はできない
特長	低コスト、修正が容易	ユニファストより高コスト 大型（連結）補綴物、正確さを要するときに適している

● シリコン印象材

　軟性が高く、ベースパテ、キャタリストパテともにベタつきが少ないため、容易に指先での練和や歯列への圧接ができる。

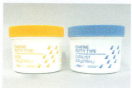

▶エグザファイン（パテタイプ）（ジーシー）

● プラスチックグローブ

　印象材に前述のシリコン印象材を使用する際は、ラテックスグローブでは硬化阻害となるため、プラスチックグローブを使用する。

● 回転トレー

　軟性が高く、ベースパテ、キャタリストパテともにベタつきがないため、容易に指先での練和や歯列への圧接ができるのが特長。

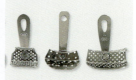

▶左から、総山トレー臼歯用 S、回転トレー局部大人用、総山トレー臼歯用 L（YDM）

● ココアバター

　歯面に塗布し、レジンの分離材として使用する。筆を使用すると薄く均一に塗布することができる。

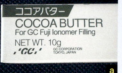
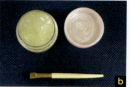

a：ココアバター（ジーシー）
b：容器に入れかえて取り出しやすくしている。

知っておこう！

ワセリンとココアバターの比較

【ワセリン】
　価格は安価。粘性が高く、薄く広げにくい欠点がある。

【ココアバター】
　薄く伸ばすことができるのと、水溶性のため使用後の洗浄が容易で、口腔内での使用に適しているのが特長。ワセリンに比べて高価。

●レジン皿(パイル用皿)／筆
　即時重合レジンで使用する。筆の毛先は固まりやすいので、使用後はすぐにモノマーで拭き取る。

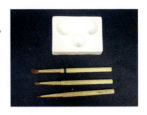

●鉛筆
　バリ除去の際に先のとがった鉛筆を使用する。

●カッター
　シリコン印象材のトリミングに、刃のさびていないカッターを使用する。

●技工用バー(カーバイドバー各種)
　切削効率が悪くなったら交換できるように、使用開始日時がわかるように管理する。

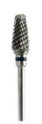

▶カーバイドバー7N(松風)

●技工用バー(レジン研磨バー)
　ユニファストを使用したときの研磨に必須。ただし、プロテンプを使用した際は、カーバイドバーで形態修正した面で研磨するか、修正していないときは研磨不要。

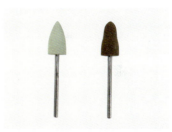

▶ビッグシリコンポイントHP(松風)。R2(中仕上げ：茶)、R3(研磨仕上げ：白)の順に使用。

●テンポラリーセメント
　長期(3週間程度)の使用や、脱落しやすい仮着・仮封に最適。ほぼ中性で為害作用が少ないのが特長。

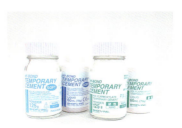

▶ハイ-ボンド テンポラリーセメント(松風)

6　テンポラリークラウン製作

② 習得しよう！ TeC 製作のしかた

手順1 事前準備をする

ここでは、次項にて術前に口腔内のパテ印象を採って、術前形態を TeC 概形に利用する方法を紹介するが、事前にスタディモデルでパテ印象を採る場合も同様である。スタディモデルによる手技は165頁を参照のこと。

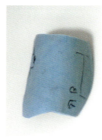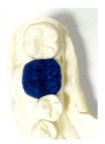

手順2 TeC を製作する（プロテンプ使用例）

①印象採得

治療歯を中心に前後１〜２本の歯の印象を採る。印象採得後、口腔内から撤去し、トレーよりはみ出たシリコンをカッターで切断する。

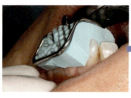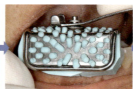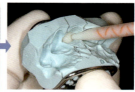

②プロテンプ挿入

治療歯にプロテンプを流し込む。続いて、トレーを印象時と同じ位置に戻す。同じ位置に戻したら、隣接歯で浮き上がりがないことを確認する。

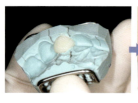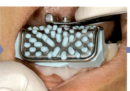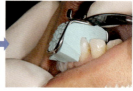

③ トレーの撤去とバリの除去

2分30秒後にトレーを撤去する。このとき、プロテンプのTeCが口腔内に残る。TeC周辺のバリをエキスカベーターなどで削除する。
バリの削除が終わったら、TeCをリムーバーで口腔内から撤去する。

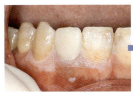 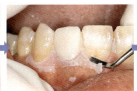 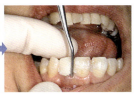

④ TeCの調整

アルコールワッテでTeC表面の未重合層を拭き取る。この時点で表面が滑沢になっていることを確認する。続いて、とがった鉛筆の側面を利用して、マージンラインを鉛筆でなぞる。バリはカーバイトバーで除去する。

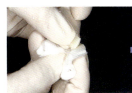 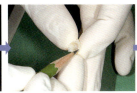 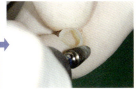

⑤ 仕上がりの確認

口腔内に戻し、浮き上がりの有無をチェックする。
また、咬頭嵌合位を確認するとともに、オクルーザルフォイルで対合歯との咬合強さを確認する。

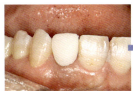 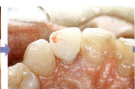 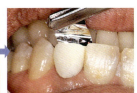

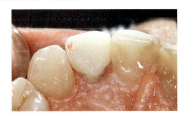

▶仕上がり後の舌側面観。

7 クラウン形成（オールセラミック）

適切な形成で"美しく"て"壊れない"クラウンを作る！

　クラウン形成は、「咬合力に耐える歯冠補綴（変形しない、脱離しない）」、「天然歯形態・機能の回復」、「歯周組織を損傷しない歯冠形態」を目標に行います。そのポイントは下記のとおりです。

［クラウン形成のポイント］

①過不足ない適切な削除量（咬合面、軸面、マージン）
②適切な維持力（6°のテーパー、グルーブ付与）
③適切なフィニッシングライン（位置とシャンファー形態）

難易度	★ ★
頻度	★ ★
所要時間	5分（形成済み支台歯の修正） 15〜30分（新規支台歯形成）

準備器材

- ☐ ダイヤモンドバー
- ☐ 超音波スケーラー
- ☐ 手用切削器具（ハンドチゼル）
- ☐ シリコンパテ

1 理解しよう！ クラウン形成の使用器材と使い方

●ダイヤモンドバー

使用するダイヤモンドバーについて、筆者は部位等に応じてBR5（ジーシー）、5RG（日向和田精密製作所／ファイン：黄色1本線）、C17（ジーシー）を組み合わせて使用している。69頁も参照のこと。

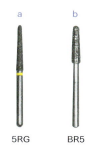

a：5RG／ファイン黄色1本線（日向和田精密製作所）
b：BR5（ジーシー）

5RG　　BR5

●超音波スケーラー

シャンファー形態の付与に超音波チップを使用する（歯肉修正）。

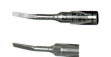

▶エンド用チップ F1R（白水貿易）

●手用切削器具（ハンドチゼル）

ベベル形態の付与、シャンファー形態の微調整で使用する。

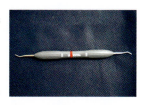

▶ハンドチゼル（LM Dental）

●シリコンパテ

シリコンパテ（インデックス）で最終クリアランスをチェックする（インデックスについては166頁参照）。

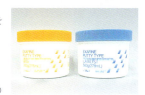

▶エグザファイン パテタイプ（ジーシー）

2 習得しよう！ クラウン形成のしかた

形成の手順

① テーパーを確認する ▶ ② 概形形成を行う ▶ ③ 仕上がりを確認する ▶ ④ TeCをセットする

手順1 テーパーを確認する

歯軸方向を確認（スタディモデルで支台歯形成時に確認）し、ポケット探針を歯軸と平行にしてテーパーの確認を行う。

ポケット探針と歯軸の赤線が平行になるように確認する。

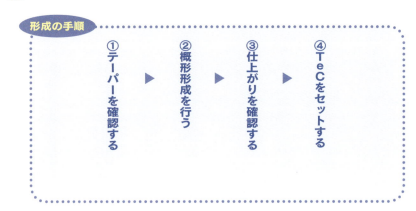

近心　　　唇側　　　遠心

メタルクラウンとオールセラミッククラウンの支台歯形成の比較

	メタルクラウン	オールセラミッククラウン
テーパー	6°（バーに合わせる）	
軸面、咬合面のクリアランス	少（1.0〜1.5mm）	多（1.5〜2.0mm）
隅角処理	とがらない程度であればよい	丸める、とがらせない
維持力	維持力が足りないときはグルーブが必要	グルーブは不要
合着方法	カルボセメント（グラスアイオノマーセメント）	接着性レジンセメント

手順2 概形形成を行う

近遠心、唇側の歯面を整える。

概形形成の手順

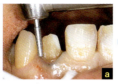 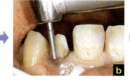 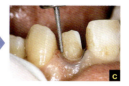

a, b：ダイヤモンドバーにテーパーが付与されているので、不用意に軸を動かさなければ、軸面には自動的に適切なテーパーをつけることができる。

c：頬舌側のマージン部分を整える。

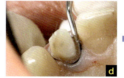 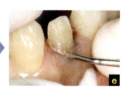

d：ハンドチゼルで隣接面マージン部分を整える。

e：ハンドチゼル先端で唇側シャンファーの余剰歯質を削る。

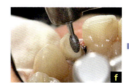 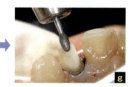

f, g：ダイヤモンドバーで口蓋側と口蓋側切縁部分を仕上げる。

手順3 仕上がりを確認する

以下のチェックポイントを確認する。
1. 過不足ない適切な削除量（咬合面、軸面、マージン）
2. 適切な維持力（6°のテーパー、メタルクラウンでは必要に応じてグルーブ付与）
3. 適切なフィニッシングライン（位置とシャンファー形態）

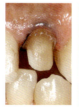 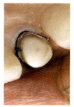

手順4 TeC をセットする

詳細は 170〜175 頁「テンポラリークラウン製作」を参照のこと。

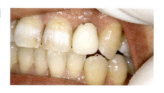

クラウン精密印象

支台歯の形態を正確に反映させよう！

　クラウン精密印象のポイントは、下記のとおりです。支台歯形態を正確に採得し、作業模型に口腔内組織の形態を再現することを目標に行いましょう。

[クラウン精密印象のポイント]
① フィニッシングラインの正確な印象を採る
② 変形・寸法変化がない
③ 患者に不快感を与えない

難易度	★★
頻　度	★
所要時間	30分（1歯増加ごとに＋15分）

準備器材

- □ シリコン印象材（複合タイプ）／印象器
- □ 寒天印象材＋アルジネート印象材
- □ 浸潤麻酔器具一式（59頁参照）
- □ 電気メス
- □ 圧排糸（2種類、切断済み）
- □ 外科用ハサミ
- □ 印象用トレー（既製トレー／個人トレー）
- □ シリコン印象用接着剤
- □ 洗口液（リステリン）
- □ タイマー（2個）
- □ アングルワイダー
- □ 平頭充填器／スプーンエキスカ（70頁参照）
- □ 不織布ガーゼ／ティッシュペーパー
- □ キャビトン

理解しよう! クラウン精密印象の使用器材と使い方

●シリコン印象材(複合タイプ)/印象器

　筆者は、以下の特長を重視して印象材に「パナジル® イニシャルコンタクト」を、印象器に「インプリント™Ⅱペンタ™ヘビーボディ」を用いている。

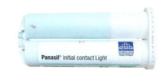

▶パナジル® イニシャルコンタクト(白水貿易)。支台歯のマージン付近では、完璧に乾燥することができず、印象材の流れが悪くなることがある。また、複雑な形態やポケット内など狭い空間では、印象材の流動性が重要である。本製品のように濡れの良い印象材はマージン部やポケット内、多少湿った歯面でも印象材が流れ込むので、失敗が少ない。

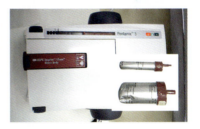

▶インプリント™Ⅱペンタ™ヘビーボディとペンタミックス™3印象材自動練和器(スリーエムジャパン)。ヘビーボディタイプなので個人トレーの補完または代用となり、自動練和なので練和が簡単である。また、①気泡がない、②均等に仕上がる、③コストが比較的安いのも特長。ヘビーボディは連合印象用。ヘビーボディでマージン部や正確な印象を採りたいところに使うという発想はない。細かいところはインジェクションタイプか、レギュラータイプを使う。

●寒天印象材+アルジネート印象材

　寒天印象材は熱可塑性のため、コンディショナー(加温器)であらかじめ使用できる状態に準備しておく必要がある。また、加熱回数により性質が劣化するため、残量と加熱回数の管理を行う。アルジネート印象材と寒天印象材は、印象面が確認しやすいよう反対色になるように色の選択をする。

※印象の精度を考えると、これらの材料で高精度を追求するオールセラミッククラウンの支台歯を印象するのはナンセンスであり、ベーシックな印象材として使用すること。

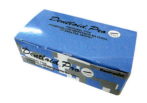

▲寒天印象材デントロイド® プロ(デントロケミカル)

▲アルジネート印象材アローマファイン プラス(ジーシー)

●電気メス
　縁下マージンで、周囲の歯肉形態修正時に使用する。

●外科用ハサミ
　圧排糸切断用。歯肉を傷つけないため、刃先が反り返っているものを使う。

●圧排糸（2種類）
　2種類を組み合わせて使用する。
1本目→絹製縫合糸(軟質・ブレード・東大式)
2本目→歯肉圧排綿糸(編み綿糸)

a：絹製縫合糸 黒ブレード3（シラカワ）
b：歯肉圧排綿糸ジンジパック ブレイド（白水貿易）

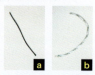

●印象用トレー（個人／既製）
　歯列、歯質に問題がなければ、既製トレーを使用する。開口量、骨隆起等に問題があるときはトレーレジンで個人トレーを製作する。

▶3M™ インプレッショントレイ（スリーエム ジャパン）

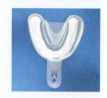

●シリコン印象用接着剤
　トレーレジンで製作した個人トレーを使用するときに、レジンと印象材を接着させる。印象直前に塗り、乾くのを待つ。

▶インプリンシス アドヒーシブ（トクヤマデンタル）

●洗口液（リステリン）
　アルコール含有の洗口液は、唾液の分泌を一時的に抑えることができる。

▶リステリン®（ジョンソン・エンド・ジョンソン）

●タイマー
　二重歯肉圧排法や印象材硬化、パターンレジン硬化など、正確な時間を測定するときにタイマーは必須。

●不織布ガーゼ／ティッシュ
　術者の手についた印象材を拭き取るために使用する。

●キャビトン
　叢生、アンダーカット等歯面のブロックアウトに使用する。

●アングルワイダー
　アンダーカットなどをブロックアウトする操作時に、口唇を広げるために使う。

▶リップリトラクター（Hanil）

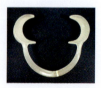

② 習得しよう！ クラウン精密印象のしかた

【印象の手順】
① TeC等を除去する → ② 浸潤麻酔を行う → ③ 1本目の圧排を行う → ④ 2本目の圧排を行う → ⑤ トレーを試適する → ⑥ ブロックアウトを行う → ⑦ 印象材を試適する → ⑧ 圧排糸を除去する → ⑨ 一次印象を採る → ⑩ 二次印象を採る → ⑪ トレーを撤去する

手順1　TeC等を除去する

インレークラウンリムーバーポイントでTeCを除去し（82頁参照）、超音波スケーラーなどでセメントを除去する。セメントが確実に完全に除去できているか、必ずチェックする。

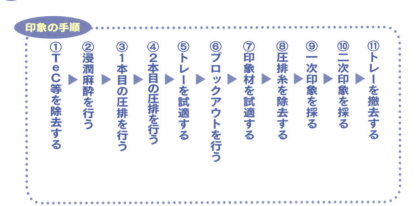

手順2　浸潤麻酔を行う

60〜63頁の天然歯の麻酔時とは、以下の点が異なる。
❶ 歯髄に麻酔をかける必要はないので、第1刺入点と第2刺入点のみでよく、第3刺入点の歯根膜麻酔は不要。
❷ 麻酔薬量も少量でよい（患者の負担軽減となる）。
❸ 麻酔の持続時間は、印象完了までの30分程度が目安。

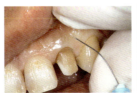 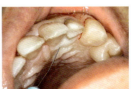

手順3 1本目の圧排を行う

1本目圧排のポイントは、①圧排糸が浮かないようにする（下を這わせる、押し込みながら行う、糸の延び縮みを意識する）ことと、②歯肉溝の頸部に沿わせる（這うように1周させる）ことである。圧排糸挿入時に糸を意図的にねじらないようにする（結果的には、ねじれる）。頬側や叢生部など歯肉が薄くて歯肉溝のスペースがとれないところは、糸が浮きやすい。圧排糸を歯肉溝底部に密着させるつもりで、**絶対に浮かさないように**注意する。挿入時間は10分以内を目安とし、組織の破壊を防ぐため、圧排糸挿入時間が30分以内とすること（複数本の場合は60分程度まで長引くが止むをえない）。

1本目の圧排の手順

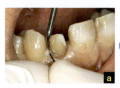 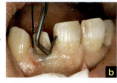 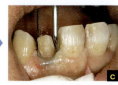

a〜c：近心からスタートし、順次一周させる。糸をそのまま入れたら歯肉を巻き込んでしまうため、歯肉を少し押し広げるようにしながら入れる。ゆるい歯肉溝に糸を置くときは平頭充填器を、糸の向きや力を意図的に変えたいときはスプーンエキスカを使うとよい。

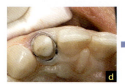 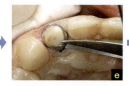 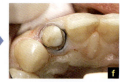

d：糸は浮かないように注意する。1か所でも浮いたところがあると、すぐに上がってきて元に戻ってしまう。

e：余った糸は外科用ハサミでカットする。

f：1本目の圧排が終了した状態。黒糸は浮き上がりがなく、マージンラインより下のポケット内に隠れている。

> **注意しよう！ 糸は決して押し込まない**
> 圧排糸が入らないときに力が足りないと思い、力任せに押し込もうとするのは正しくない。ポケット底部の組織を破壊し、出血したり、後になって歯肉腫脹の原因になる。

> **知っておこう！ 二重歯肉圧排法（ダブルコードテクニック）を推奨する理由**
> 二次圧排糸の太さでマージンに歯肉が被らないため、確実な印象採得ができる。また、歯肉溝滲出液や出血のコントロールにも役立つ。2本の圧排糸は印象採得後すぐに撤去することで歯内縁が元の位置に戻るため、付着歯肉が薄く幅が狭い症例でなければ歯肉形態損傷の心配はない。「個歯トレー法」に比べ圧排の手間や時間がかかる等のデメリットはあるが、歯肉とマージン間を確実に離せるので筆者は本法を推奨する。

手順4　2本目の圧排を行う

　2本目圧排の目的は、歯肉溝を広げることである。歯肉溝内に入れるというよりも、歯肉溝の頂点から少しはみ出すくらいの状態とし、糸の太さで横幅を広げるような意識で行う。2本目の糸は、シャンファー形成面の上に載るのではなく、右図のように1本目の糸の上、かつ歯肉溝に密着した位置にあるのが望ましい。

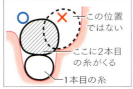

2本目の圧排の手順

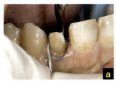 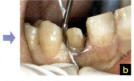 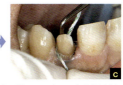

a〜c：2本目の糸は1本目の糸の上に歯肉溝から1/3はみ出すように置いていく。1本目（黒糸）と同様にスプーンエキスカで糸を隙間なく入れていく。もし2本目が歯肉溝に入らない場合は、1本目の糸を細い糸に変えるとよい。

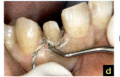 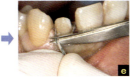 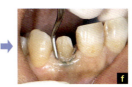

d：2本目は最低でもポケットの1/3までは入れる。

e：余った糸は外科用ハサミでカットする。

f：2本目の圧排終了時。このまま10分間放置し、歯肉溝を広げる。長時間放置しないよう注意する。

困ったときは？

浸出液が出てくる場合は？
⇒この場合、徐々に糸が湿ってくるため、ガーゼ（繊維が出にくい不織布のようなもの）を圧迫止血するようなつもりで置く。水分を吸い取り紙のような形で吸収でき、糸の湿り気を取ることができる。通常は隣接面に浸出液が出やすいので、隣接面に不織布をひっぱった状態で置く。糸をエアーで乾かすのもよい。綿球は糸が残るため、できれば使わない。

底部が出血している場合は？
⇒止血剤をつけた綿球を糸の上に置いて拭く。糸を通じて止血剤が歯肉溝底部にしみこむ。止血剤使用後、血液が凝固してかさぶたのようになった場合は、1回水で洗って拭く。なお、2本目の糸には止血剤の成分が入っている。

手順5 トレーを試適する

①アングルワイダーの装着
装着時は以下の点に注意する。
❶アングルワイダーと口腔粘膜のすべりを良くするために、口腔粘膜に触れるアングルワイダーの曲面は、少し湿らせておく。
❷口角を巻き込みやすいので、口角を少し浮かせる。
❸アングルワイダーは前歯部の歯肉の薄いところに当たりやすい。浮かせるか、当たる場所に一時的にロールワッテを置く。

②トレーの試適
位置に注意しながら、トレーを試適する。挿入位置を間違えると、かなりの確率で印象は失敗する。使用する個人トレーまたは既成トレーの取り扱いは次頁を参照。

トレー試適の手順

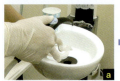
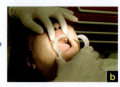
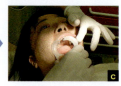

a：アングルワイダーは、装着前に内側の口角に当たる部分を霧吹き（水）で湿らせる。乾燥していると、口唇を無理やり広げてしまうため痛む。

b：アングルワイダーを装着する。

c：口角を少し浮かせることで、口角を巻き込まないようにする。

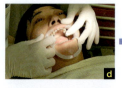
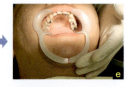

d,e：アングルワイダーの装着状態を確認する。

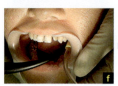
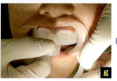
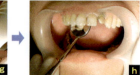

f,g：口腔内チェックをするため、エアーで唾液（の泡）を飛ばし、口腔内を乾燥させる。場合によっては、飛ばすだけでなく、排唾管で洗浄した水分を吸い取る。ここで歯面を乾燥させるのがポイントである。チェック後、正中線に注意しながらトレーを試適する。

h：トレーを外し、口腔内に唾液の滞留がないかを最終的に確認する。唾液があると舌が動いたり、歯の表面を濡らしてブロックアウトの際に邪魔になるので、吸っておく。

手順 6　ブロックアウトを行う

一塊にしたキャビトンを任意の大きさにまとめ、平頭充填器に載せる。アンダーカット部位にキャビトンを置き、ブロックアウトを行う。ブロックアウトが必要な箇所は、①叢生、②下部鼓形空隙、③ブリッジのポンティック部分等、④隣接歯の歯根露出部、⑤隣接歯の頬舌面鼓形空隙（反対側が抜けて見える）、⑥歯列全体での撤去方向へのアンダーカットである。

ブロックアウトの手順

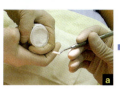
a：平頭充填器でブロックアウトに使用するキャビトンを取る。

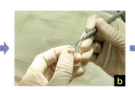
b：平頭充填器で、塊にしたキャビトンを、鼓形空隙の大きさにまとめる。

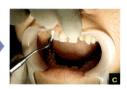
c：乾燥した歯面のブロックアウトが必要なところに押し付けていく。

知っておこう！　個人トレーまたは既製トレーの使用時に気をつけること

【個人トレー】
　　個人トレーの場合は深さに注意する。通常、支台歯印象は歯に対して行うので、歯頸部を完全に印象する必要はない。深く採ってしまうと歯頸部のアンダーカット部分で、撤去時に苦労する。歯列とその下数ミリまで採れるように、トレーの高さはやや短めに製作する。

【既製トレー】
　　既製トレーの場合は位置がわからず、後縁が浮いた状態になることが多いため、印象材を大量に使わないと空洞ができるなど、不確実性が高いことに注意する。粘膜や小帯、骨隆起等に当たる場合は、トレーの大きさを変える必要がある。確実な印象採得には、面倒でも個人トレーの製作が望ましい。

注意しよう！　ブロックアウト時に埋めてはいけない歯面は？

- 咬合面で対合歯が接触するところ＝機能咬頭（浮いてしまうため）
- 製作時に歯冠形態を参照する可能性のあるところ（ブロックアウトにより、石膏模型を見たときに歯科技工士が歯の形態を判断できない）

手順7 印象材を試適する

　印象材をどのように入れるか、本番前のシミュレーションとして行う。ここの段階では、印象材を出さずに位置・方向の確認のみ行う。

印象材試適の手順

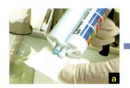 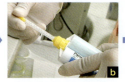 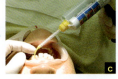

a,b：均等な量をオートミキシングする。新鮮面を出すため、空気に触れて性状が変化している先端部の印象材を取り除いてガーゼ等に置く。アルコールワッテなどの硬化阻害材は使用不可。続いて先端を装着する。

c：口腔内での方向確認として、出発点（支台歯、マージン部分）から終了点までの動きをシミュレーションする。チップの先端を自分が一番最初に入れたい部位にもっていく。

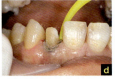 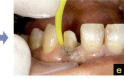 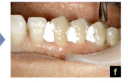

d,e：先端のチップを合わせ、時計回り、または反時計回りでどうまわしていくかをテストし、方向を確認する。

f：ブロックアウトの最終確認として①支台歯の浸出液の防湿、②唾液チェック、③アンダーカットの確認を行う。出血がある場合は止血する。

手順8 圧排糸を除去する

　2本目の圧排糸のみ除去する。1本目の糸がマージンにかからないことを確認する。もし1本目の圧排糸が一緒に外れてしまっても、そのまま印象操作を行う。

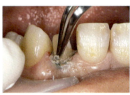 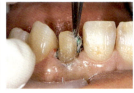

> **困ったときは？ 印象材を入れたら1本目の糸が浮いてきた！**
> ⇒迷わず躊躇せずに作業を進めること。印象材を注入し、あふれたところから絶対に先端を出してはいけない。糸を抜いてまた入れると、さらに気泡が入る。1回流したらまた広げていくことで、徐々に歯は隠れていく。とくに咬合するところは、絶対に気泡が入ってはいけないので注意する。

手順 9 一次印象を採る

一次印象は青色の流動性の高い印象材を用いて行う。印象材は、裂溝、前歯部舌面、臼歯部では咬合面を覆うようにする。

一次印象の手順

a：歯面に気泡、死腔をつくらないように十分な量の印象材を注入する。
b：続いて歯列および咬合面に注入する。

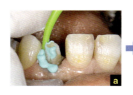
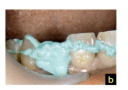

印象作業の流れ

事前準備をする
施術する前にトータルタイムを計算する。トレーに印象材を盛るタイミングは印象本数によって変わる。たとえば1本と5本では一次印象を採る時間が異なるため、二次印象材は使用時に固まっていることがあるからである。

直前確認を行う
❶患者の全身状態は良いか・問題がないか
❷器械の準備がすべて整っているか
❸歯の状態がよいか
❹アシスタントの準備が整っているか（口頭確認）
❺術者の準備が整っているか

❶〜❺について問題がなければ、印象を行ってもよい。

術者の合図でスタートする
術者の合図でスタートする。アシスタントは必ず術者に従わせなければならない（気の利くアシスタントが先に開始しようとすることもあるが、それはNG。術者主導で行うことを周知する）。先にやってもらう場合でも、必ず術者が「トレイ盛り開始OK」などと指示を出すこと。

タイムチャートに沿って進行する
術者：事前に時間の配分を決める・時間になったら判断をして指示をする。
アシスタント：時間の読み上げを行う
例） 0秒　アシスタントが印象材を出すのを確認する
　　 1秒　糸を取る
　　 3秒〜 アシスタントから印象材を受け取ると同時に印象材を流し込む
　　　　　 歯肉溝に入れて、かつあふれさせながら周りを隠す。歯を全部隠したら終了

8　クラウン精密印象

手順10 二次印象を採る

一次印象に引き続き、二次印象を行う。リムロックトレーでのアルジネート印象材と同様にトレーを圧接・固定する。必ず術者が指示を出すこと。

二次印象の手順

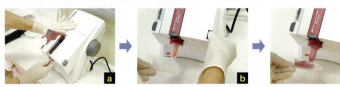

a〜c：ヘビーボディ印象材を準備する。歯列、口蓋の状態により印象材の量を調整する。指示は必ず術者が行う。

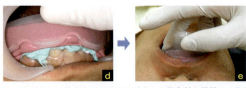

d,e：リムロックトレーでのアルジネート印象材と同様に、臼歯部から前歯部に移動させながらトレーを圧接する。歯軸方向と一致させるように圧接する。ある一定の厚みを確保しながら、沈まないように保持する。このとき、絶対に印象材を押さないこと。

> **知っておこう！ 印象材を押すことのデメリット**
> アルジネートは弾性で軟らかいので沈むが、ある深さ以上やってはいけない。試適のときに鼻の位置など柄の部分がどこにあるか（平行線など）を見ておき、動かさないことを指示する。「押さない」「浮かさない」「ニュートラルにする」ことがポイント。

> **注意しよう！ 硬化時間が長いと…**
> トレーを外すときにくっついてしまい、外すのが困難になってしまうので、気をつける必要がある。撤去時間も術者が決定し、アシスタントに指示する。

手順11 トレーを撤去する

①トレーの撤去

まず撤去する前に喉の奥に唾液がたまっているので、それを吸い上げておく。トレーは、前歯部の歯軸に合わせて、臼歯部を浮かせてから一気に撤去する。取り出したらシリコン印象材の唾液を洗い、エアーをかけて乾燥させる。患者は起こしてうがいをさせる。

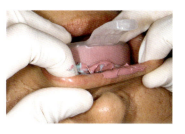

②撤去後の確認

撤去後は、口腔内保持時間（2分30秒が目安）、硬化度、印象面の状態をチェックする。硬化度は「口腔内に入っているシリコンを触って硬化しているか」「使わずに余ったシリコンが硬化しているか」で確認する。また、印象面のチェックポイントは、以下のとおり。

❶マージンが出ているか
❷各歯に気泡、死腔がないか
❸トレーに当たりがないか
（透けていないか）

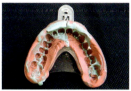 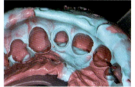

③TeCの装着

撤去後は、支台歯にTeCを装着する（175頁参照）。

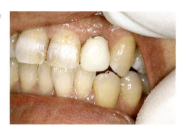

MEMO

9 咬合採得

正確な採得は技工精度に直結する！

補綴物の試適時に、調整が少なく短時間で済ますことができるのは、補綴物の精度が高いときです。正確な咬合採得は、補綴物の精度に大きく貢献します。

[咬合採得のポイント]

①中心咬合位(以下 CO 位：製作する補綴物の咬合位)の正確な採得
②咬合採得材が変形しないこと

難易度	★ ★
頻度	★
所要時間	5分(CO位) 10分(フェイスボウ) 10分(チェックバイト)

準備器材

- □ パターンレジン／筆／スーパーボンド用レジン皿
- □ ココアバター＋専用筆(172頁参照)
- □ シリコン咬合採得材
- □ タイマー(182頁参照)
- □ パラフィンワックス
- □ プラスチック棒(唇頬側マーカー)
- □ お湯(ラバーボール)(解説略)
- □ クラウンゲージ

1 理解しよう！咬合採得の使用器材と使い方

●パターンレジン／筆／スーパーボンド用レジン皿

CO位＝CR位（中心位）のケースでは、対合歯との距離（クリアランス）の確認には寸法安定性がもっともよい即時重合レジン材料を使用する。重合収縮、変形がもっとも少ないパターンレジンが適している。

▶パターンレジン（ジーシー）。CO位＝CR位のノーマルグルーブで使用。

●シリコン咬合採得材

歯列全体の咬合関係を、中心咬合位、偏心位など各咬合位で採得するときに使用。作業時間，硬化時間は印象用材料より短い。

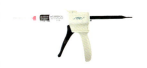

▶ブルームース（Parkell）。偏心位で使うほか、CO位≠CR位の中心咬合位でも利用。

●パラフィンワックス

保険診療の補綴物を製作する場合に、咬合採得によく用いられるワックス。偏心位で使うこともある。正確性は、パターンレジンやシリコン咬合採得材より劣る。安価。

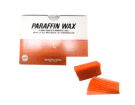

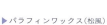

▶パラフィンワックス（松風）

●プラスチック棒（唇頬側マーカー）

太さ1mm程度で使い勝手のよいものを選ぶ。

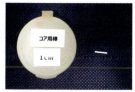

▲PLASTRUCT 丸棒 直径1.0mm MR-40を1cmにカット。

●クラウンゲージ

パターンレジンで咬合採得した際のクリアランスを計測する。

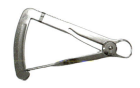

▲メジャーリングデバイス（Song Young）

② 習得しよう！ パターンレジンによるCO位採得のしかた

採得の手順

① 咬合採得位置を確認する ▶ ② レジン皿を準備する ▶ ③ 分離剤を塗布する ▶ ④ 液を付ける ▶ ⑤ 粉を取る ▶ ⑥ レジンの玉を取り出す ▶ ⑦ パターンレジンを築盛する ▶ ⑧ 咬合採得位置を再確認する ▶ ⑨ クリアランスを確認する

手順1 咬合採得位置を確認する

対合歯との位置関係を口腔内で確認する。ほかの歯、隣在歯、歯列全体のどこが接触しているか、撮影済の口腔内写真も参考に確認すること。

手順2 レジン皿を準備する

スーパーボンド用レジン皿に液と粉を入れる。液が多すぎると持ち運びの際にあふれて、粉の皿に混入することがある。液はやや少なめに入れて、不足したらそのつど足すほうがよい。粉は深めの穴に入れる。

手順3 分離剤を塗布する

筆を使って支台歯に分離剤を塗布する。少量の分離剤をアシスタントの左手に取り、術者はそれを適量すくい取るのが効率的。

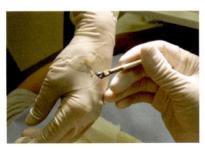
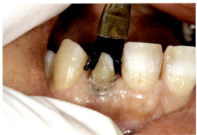

手順 4　液を付ける

液を付ける際は、筆にどれくらい粉を取れるか、粉の量を考えて決める。粉を多く取りたい場合は、筆に付ける液も多めにする。また、硬めに調整したい場合は、筆に付ける液を少なくする。

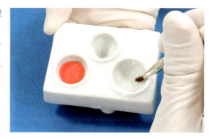

手順 5　粉を取る

粉を取るときは、筆先がレジン皿の壁に当たらないように注意する（レジン皿は固定しておく）。粉の中に筆を入れる時間を変えて、玉の大きさを変える。筆を長く粉に付ければ、粉は多く取れる。

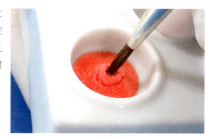

手順 6　レジンの玉を取り出す

筆先にレジンの玉が付いた状態で取り出す。一定量が取れるように繰り返し練習し、最適量が取れるようにする。このタイミングで落ちてしまう場合は、筆先の形態が悪いか、粉の量が少ないことが考えられる。

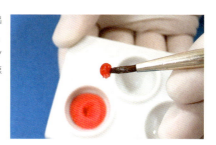

知っておこう！

筆の準備と取り扱い

筆選びのポイントは「形」「大きさ」「密度」である。作業に必要な量を一塊で取れるようにするためには、作業によって筆の大きさを変える必要がある。下記を目安に上手に使い分けるとよい。

例：太筆 → 義歯床や欠損歯の増歯、テンポラリークラウンの概形
　　中筆 → パターンレジン
　　細筆 → テンポラリークラウンの修正や補綴物の概形などの微調整

筆積法

即時重合レジンによる筆積法は、臨床の場面で多く使うテクニックのひとつである。パターンレジンは、ユニファストに比べて操作が容易なので、自分が操作しやすい硬さ、量を調整できるように練習を重ねるとよい。

手順7 パターンレジンを築盛する

パターンレジン築盛の手順

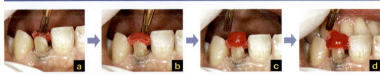

a〜c：支台歯にパターンレジンを盛っていく。

d：対合歯と咬合させる。

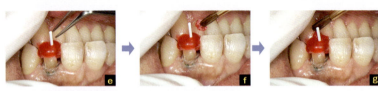

e〜f：唇側の対合歯と接触しない場所にプラスチック棒でマーキングを行う。マーキングを行わないと、バイトを外したときに、上下頬舌方向がわからなくなってしまい、戻すときに苦労する。マーキング後、不足するところにパターンレジンを盛り足し、最後に筆で形を整える。

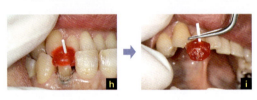

h, i：2分以上経過後、完全に硬化してから外す。

> **注意しよう！** 粉と液の練和における取り扱い
>
> **①粉の扱い**
> 　粉は湿気っている状態では作業ができない。また、液で濡らした筆を粉に付けるときは、常にレジン皿の粉は平らな状態にならしておく必要がある。粉を取った後に、レジン皿の側面を振動させる。そのためにも、レジン皿の底が深くなっているタイプを選択する。
>
> **②液の扱い**
> 　レジン皿であふれた液が粉の穴へ入りこむと、粉の中にレジン玉ができてしまう。液と粉が混ざってしまった場合は、作業の妨げになるので必ず粉と皿を交換する。

手順8 咬合採得位置を再確認する

咬合採得した位置が**手順1**での位置と一致しているか確認する。咬合採得時の咬合位がスタディモデルや口腔内写真で確認した状態と同じでなかった場合は、ずれている可能性があるので、はじめからやり直す。

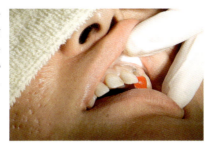

咬合採得材と咬合採得位の使い分け

	製品名	パターンレジン	ブルームース	パラフィンワックス	キサンタナ
	種類	即時重合レジン	シリコン印象材	ワックス	石膏
	変形しにくさ	○(硬化後に外したとき)	△(弾性による浮き上がり)	×	○
用途	CO位	◎	○	×(穴だらけだと分解する)	△
	CR位	◎	○	△	△
	偏心位(チェックバイト)	○	○	△〜○	△

手順9 クリアランスを確認する

クラウンゲージで、クリアランス(対合歯との距離)を測定する。

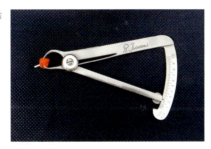

MEMO

10 咬合器装着

補綴物製作の正確性を向上させる！

　　フェイスボウトランスファーとは、フェイスボウとバイトフォークを用いて上顎歯列と解剖学的基準点（線）の三次元的位置関係を咬合器上に再現する操作で、正確な補綴物の製作に不可欠です。

［フェイスボウトランスファーで実現できること］
　①生体の下顎頭と咬合器の開閉軸を一致させる
　②上下歯列模型を生体と同じ位置関係に固定する
　③下顎運動を再現する

難易度	★ ★
頻　度	★
所要時間	15分

準備器材

- ☐ フェイスボウ／バイトフォーク
- ☐ 咬合器
- ☐ 両面テープ（解説略）
- ☐ バーナー／コンパウンド（解説略）
- ☐ ものさし(ホビースケーラー)（解説略）
- ☐ トーチランプ（解説略）
- ☐ ラバーボール／お湯（解説略）
- ☐ ハサミ（解説略）
- ☐ 赤鉛筆（解説略）
- ☐ 装着用石膏

理解しよう！フェイスボウトランスファーの使用器材と使い方

●フェイスボウ／バイトフォーク

フェイスボウトランスファーを行うために使用する。メーカー、システムにより仕様は異なるが、基本構成は同じ。ここではホビー咬合器とそのフェイスボウ器材を使用している。日本製で入手しやすく、価格も手頃。

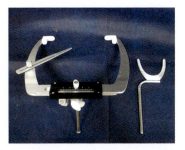

▶フェイスボウ（左）とバイトフォーク（右）（シオダ）

●咬合器

フェイスボウトランスファーで計測した三次元的位置関係を石膏模型上に再現するための器具。咬合器は平均値咬合器か半調整咬合器を使用する。単冠では平均値咬合器を、大型補綴物では半調節咬合器を選ぶことが多い。

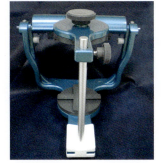

▶デンタルホビー咬合器（平均値咬合器）（シオダ）

●装着用石膏

咬合器へ石膏模型を付着させるために組成された石膏で、凝結が速く、凝結膨張率が小さいのが特長。正確な咬合関係の再現に役立つ。普通石膏は膨張率が大きく、咬合器装着時の10mm程度の厚みでも誤差が無視できない。

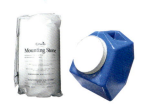

▶マウンティングストーンと石膏ケース（Whip Mix）

> **注意しよう！** フェイスボウトランスファーを行わないと…
> 不正確な補綴物ができあがる可能性がある。とくに咬合平面が傾いている患者の上顎補綴物を製作する際に、咬合平面が傾いた補綴物になる可能性がある。また、反対咬合の患者では、上下顎前歯部製作時に、上顎唇面、下顎舌面形態が不正確に製作され、大幅な形態修正を強いられることになる。

② 習得しよう！フェイスボウトランスファーによる咬合採得のしかた

採得の手順

① 模型上でバイトフォークの位置決めをする → ② コンパウンドを盛り上げる → ③ バイトフォークを口腔内に装着する → ④ フェイスボウを口腔内に取り付ける → ⑤ フェイスボウを咬合器へ取り付ける → ⑥ 咬合器に上顎模型を取り付ける → ⑦ 咬合器に下顎模型を取り付ける → ⑧ 石膏を廃棄する

手順1 模型上でバイトフォークの位置決めをする

①位置決めのための印つけ

上顎模型に鉛筆で正中線（口蓋→基底部分まで）を引く。次にコンパウンドを置く歯を決定する（青シールの歯。咬合三角が大きくとれる場所として、前歯、左右大臼歯を選ぶ）。

②試適

上顎模型上でバイトフォークを試適する。

③確認

「正中とバイトフォークの正中位置が一致しているか」、「左右の臼歯を結ぶ線が正中線で2等分されているか」をチェックする。確認したら、バイトフォークのコンパウンドを取り付ける位置に赤鉛筆で印をつける。

④コンパウンドの量の目測

バイトフォークにコンパウンドを盛り上げる準備を行う。まず各歯に置くコンパウンドの厚みを目測する。コンパウンドを置く歯が低位等でバイトフォークと隙間ができている場合は、コンパウンドを厚めに盛るようにする。

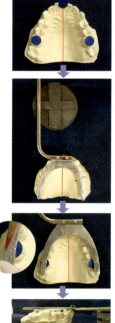

手順2 コンパウンドを盛り上げる

位置決めをしたバイトフォークにコンパウンドを取り付ける。

コンパウンド盛り上げの手順

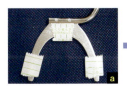
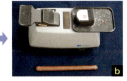
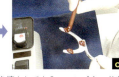

a：バイトフォークの赤鉛筆で印をつけたところに両面テープを巻く。

b,c：バーナーでコンパウンドを溶かしてから、コンパウンドをバイトフォークの両面テープ上に盛り上げていく。

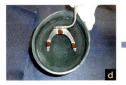
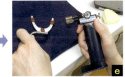
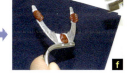

d：ラバーボール内のぬるま湯でコンパウンドの硬さを調整する。

e,f：トーチランプを使い、つやのある状態にして仕上げる。

手順3 バイトフォークを口腔内に装着する

バイトフォークを口腔内に挿入し、コンパウンド部に歯の圧痕をつける。

口腔内への装着の手順

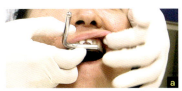
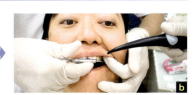

a：バイトフォークを挿入する。

b：エアを吹きかけてコンパウンドを硬化させる。

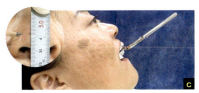
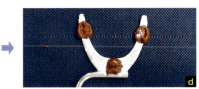

c,d：バイトフォークの柄と耳珠上縁から鼻翼下縁（カンペル平面）が平行関係にあるかチェックし、中切歯切縁から43mmの位置の鼻の皮膚に鉛筆で印をつける。バイトフォークを口腔外に撤去後、各コンパウンドに歯の圧痕がついているか確認する。

手順4 フェイスボウを口腔内に取り付ける

バイトフォークにフェイスボウ本体を取り付ける。

フェイスボウ取付の手順

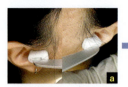 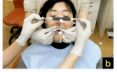 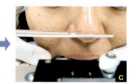

a：イヤーロッドを左右の耳に入れる。

b,c：リファイレンスポインターを前方基準点にあわせる。

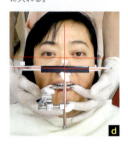 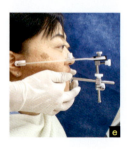

d,e：バイトフォークが浮かないように、しっかり固定する。イヤーロッドは、ずれていても気づかないことがあるので必ず確認する。

4つのチェックポイント

❶目との平行性は？　❷正中の一致は？　❸側面からも確認したか？
❹コンパウンド（バイトフォーク）と歯の浮き上がりがないか？
　これらの確認を行ってからトランスファーピンを固定する。

手順5 フェイスボウを咬合器へ取り付ける

口腔内からフェイスボウを取り出し、咬合器へ取り付ける。このときトランスファーピンが浮いていないことを確認する。

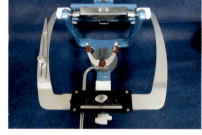

▶本咬合器装着例ではシオダ デンタルホビーシステム（シオダ）を使用している。

手順 6 咬合器に上顎模型を取り付ける

最初に上顎模型を咬合器に取り付ける。

上顎模型取付の手順

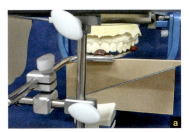

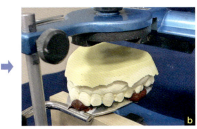

a：キャストサポートの高さを調整し、バイトフォークを支える。このとき、バイトフォークとキャストサポートの接触面にコンパウンドがはさまっていないかどうかをチェックする。

b：バイトフォークとの正中位置、ならびにプレートと模型との距離（クリアランス）を確認する。模型に記入した正中線と咬合器の中央が一致しない場合は、フェイスボウ取付時にずれが生じた可能性がある。
※クリアランスは約10mm となる（それ以上クリアランスがある場合は、石膏の盛り上げを2回に分けて行う必要がある）。

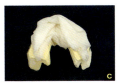

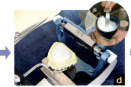

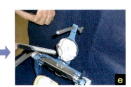

c：模型への給水として、湿らせたティッシュペーパーで10分間湿らせる。

d：マウンティングストーンを練和し、模型に均一に載せる。

e：上顎のマウンティングプレートにもマウンティングストーンを盛る。アンダーカットにも入れること。

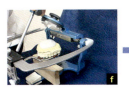

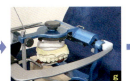

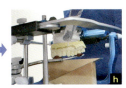

f：咬合器を閉口させる。

g：余分な石膏を取り除く。不足している場合は足す。

h：マウント辺縁を明確に出すために、はみ出した部分をすりきる。

知っておこう！ バイトフォーク上のコンパウンドの軟かさ（硬さ）はどれくらいがよい？

- 両面テープに乗せる部分 → **軟らかめ** にする。
- 盛り上げるところ（歯列に接触するところ）→ **硬め** にする。

手順7 咬合器に下顎模型を取り付ける

　マウンティングプレートとの距離をチェックする（上顎模型と同様に10mm以上のクリアランスがある場合、石膏は2回に分ける）。続いて、同様に模型への給水として10分間湿らせる。

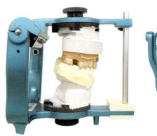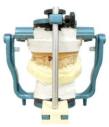

▶口腔内の咬合状態と装着された模型の咬合状態を比較する。
・装着が適正に行われているか
・バイト確認ができる状態にあるか

手順8 石膏を廃棄する

　残った石膏は専用のゴミ箱に廃棄する。

石膏廃棄の手順

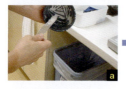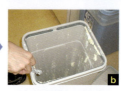

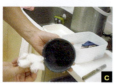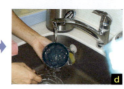

a，b：使用した石膏の廃棄は、スパチュラでとって専用の石膏ゴミ箱へ入れる。石膏トラップへ不必要に石膏を流さないようにする。

c：スパチュラで取りきれなかった分は、紙で拭き取る。
d：最後に水で洗い流す。

咬合器のラインナップ（ホビー咬合器の例）

種類と用途の例
　デンタル ホビー咬合器（平均値咬合器）　→ 中心咬合位の安定している少数歯補綴
　パナ ホビー咬合器（半調節性咬合器）　→ 臼歯部排列をともなう義歯やクラウン－ブリッジ症例
　ツイン ホビー咬合器（半調節性咬合器）→ 前歯部ガイドや臼歯離開を重視する症例

【パナ ホビー咬合器（シオダ）（半調節性咬合器）】
　86mm あるフレーム間距離をさらに14mm 上げて100mm とし、上顎模型の咬合器へのマウントが容易に行えるようにしたのが特長。また、従来0～15°であったプログレッシブ・サイド・シフトを0～25°まで測定できるようにし、より幅広い補綴物への対応ができるようになっている。

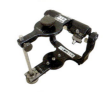

【ツインホビー咬合器（シオダ）（半調節性咬合器）】
　前方運動時の上顎前歯のアンテリアガイダンス、側方運動時の臼歯離開を実現できる補綴物を簡単・確実に製作することができる。大型歯冠補綴を行うときに威力を発揮する。

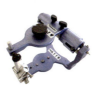

MEMO

11 クラウン試適（オールセラミック）

製作誤差の最終調整！

　ここまでの製作工程では、術者（歯科医師）、歯科技工士の両方のステップにおいて誤差が生じている可能性があります。術者は形態、印象、咬合採得、フェイスボウトランスファー、咬合器装着の各ステップで、また歯科技工士は模型製作、ワックスアップやCAD[※1]、埋設、CAM[※2]の工程で、誤差が生じているかもしれません。誤差のほとんどは後工程に引き継がれ、完成した補綴物の中に誤差が隠れています。試適はこの誤差を見つけて補正する重要なステップです。

［クラウン試適のポイント］
①補綴物の精度を確認する
②調整を行い、誤差を解消する
③合着時の調整量を最小限にする

難易度	★ ★
頻　度	★
所要時間	15〜30分 （1歯増えると＋15分）

準備器材

- ☐ 咬合紙（赤・青）＋咬合紙フォルダー（124頁参照）
- ☐ オクルーザルフォイル（124頁参照）
- ☐ フィットチェッカー／紙練板／金属ヘラ
- ☐ ダイヤモンドバー（FG型）／マイクロモーター
- ☐ 技工用カーボランダムポイント
- ☐ 技工用ダイヤモンドポイント
- ☐ コンタクトゲージ（50μm）
- ☐ デンタルフロス　　☐ クラウンゲージ
- ☐ 即時重合レジン　　☐ 鉛筆（解説略）　　☐ ルージュ
- ☐ グリセリン（解説略）

※1　CAD：Computer Aided Design（コンピュータ画面上での設計）
※2　CAM：Computer Aided Manufacturing（オールセラミッククラウンの削り出し）

理解しよう！ クラウン試適の使用器材と使い方

●フィットチェッカー／紙練板／金属ヘラ

　フィットチェッカーは縮重合型シリコン試験材で、補綴物の適合状態をチェックするために使用する。均一に練和をしないと硬化しないので注意を要する。硬化時間はキャタリストの量で変化するため、作業時間を確保したい場合は遅延剤を使う場合もある。

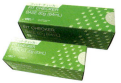

▶フィットチェッカー（ジーシー）

●ダイヤモンドバー（FG型）／マイクロモーター

　セラミックスまたは金属製の補綴物を口腔内で形態修正するときに使用。

▶スムースカット（ジーシー）

●技工用ダイヤモンドポイント

　ポイント全体が焼結ダイヤモンドからなり、ポイント部が完全に摩耗してしまうまで、研削力が変わらずに使用できる。口腔外での調整用。

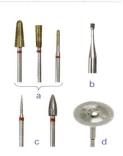

　　a：ダイアマスダイヤモンドバー（ダイアマス）
　　b：ブッシュダイヤモンドバー（ブッシュ）
　　c：ノリタケプロテックポイント（クラレノリタケデンタル）
　　d：ダイアテックダイヤモンドディスク（ダイアテック）

●技工用カーボランダムポイント

　ダイヤモンドに次ぐ硬さをもつ炭化ケイ素のポイントで、口腔外で補綴物を荒仕上げするときに使用。

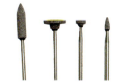

▶カーボランダムポイント（松風）

第4章　失活歯治療

207

11　クラウン試適（オールセラミック）

- ●コンタクトゲージ（50μm）
  隣接面の接触強さ（面積）を確認する。

- ●クラウンゲージ
  補綴物の厚さを確認する。

- ●デンタルフロス
  隣接面の接触強さを確認する。テンポラリークラウン仮着時のセメント除去にも使用する。

- ●即時重合レジン
  収縮が少なく、寸法安定性も良好な常温重合レジン。クラウン形態の追加修正に使用する。補綴物に瞬間接着剤を薄く塗布し、その上に筆積法で盛る。カーボランダムポイントで削除、修正。

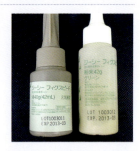

▶フィクスピード（ジーシー）

- ●ルージュ
  メタルクラウンの内面修正時に使用する。ダッペングラスに少量を入れ、レジンクリーナーで溶かす。溶液を筆でクラウン内面に塗布する。形成面が当たっているところは、塗布したルージュが剥がれて識別できる。

> **知っておこう！**
> 補綴物（クラウン）とレジン充填で咬合紙やオクルーザルフォイルの確認法に違いはあるか？
> 　天然歯（連結冠、単冠）では、歯根膜における咬合確認なので同じである。ただし、インプラント補綴では歯根膜が無いため異なる。

MEMO

② 習得しよう！ 試適（フィット適合）のしかた

試適の手順

① コンタクトを確認し、調整する ▶ ② 補綴物の適合を確認し、調整する ▶ ③ 形態、カントゥア、シェードを確認し、調整する ▶ ④ 確認・調整後、補綴物を外してチェックする ▶ ⑤ 咬合調整を行う

手順1　コンタクトを確認し、調整する

　まずテンポラリークラウンを除去し（183頁参照）、続いて、補綴物を支台歯に試適する。補綴物が浮き上がり、かつ、コンタクトポイントでコンタクトゲージが入らない場合は、隣接面形態が過大なため浮き上がっている。近遠心ともに入らない場合は補綴物を押し込まずに試適し、どちらの面がコンタクトゲージの抵抗が大きいかで優先的に削除する面を決める。

　補綴物の削除は、技工用ダイヤモンドポイント（オールセラミック）、技工用カーボランダムポイント（金属）を使用して口腔外で行う。

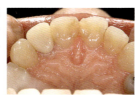
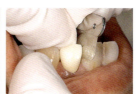

> **チェックポイント**
> - 模型と口腔内が同じように入っているか
> - 50μmの厚さのコンタクトゲージが不自然な力を入れずに通過するか
> - 前後の歯や他の残存歯でコンタクトゲージが同等の力で入るか
>
> ⇒コンタクトポイントが、面接触になっている場合は、隣接面の形態を修正する。コンタクトポイントが離開している場合は、50μmコンタクトゲージで適正なきつさになるように、レジンを追加する。

知っておこう！　最後臼歯遠心の隣接面の形は、どうやって確認すればよいの？
　解剖学的形態を基準にする。

11　クラウン試適（オールセラミック）

手順2 補綴物の適合を確認し、調整する

①試適前の準備

支台歯面は水洗、乾燥後、少量の水で湿らせておく。

補綴物の内部は唾液、水分をエアーで除去する（フィットチェッカーの硬化遅延を防止したり、適合確認の正確性を保つため）。

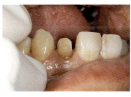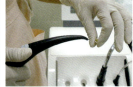

②フィットチェッカーの練和と塗布

フィットチェッカーを練和し、補綴物内面に付ける。操作中に硬化しないように、作業は迅速に行うこと。大型補綴物や義歯など、広い範囲に使用する場合は、付属の遅延剤を使用する。短時間でベースとキャタリストがムラにならないように練和する。ムラがあるとベース材が練和不足で硬化しない。

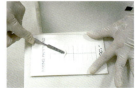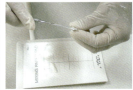

③試適

支台歯に補綴物を試適する。コンタクトがきついと、押したときに抵抗を感じるので、コンタクトの確認・調整をやり直す。

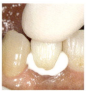

手順3 形態、カントゥア、シェードを確認し、調整する

以下の点をチェックする。

- 隣在歯とのバランス、歯列との調和、解剖学的形態の回復ができているか確認する。
- 歯肉の色→オーバーカントゥアの場合、歯肉が白くなる。隣在歯の歯肉と色を対比する。カントゥアは、歯面に短針を沿わせてチェックするのも有効。
- シェードは隣在歯や対合歯と比較して、大幅に「濃い」場合や「薄い」場合は再製作となる。「少し薄い」という場合は、外部ステインで調整することもできる。
- 補綴物の削除はコンタクト調整と同じ方法で行う。盛り足す場合は即時重合レジン（208頁参照）を使用。
- 即時重合レジンを盛った場合は、いったん歯科技工士側へ戻し、修正を依頼する。この場合、完成・セット日は次回以降となる。

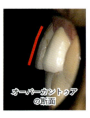

オーバーカントゥアの断面

手順4 確認・調整後、補綴物を外してチェックする

　フィットチェッカーが完全に硬化したら補綴物を外す。撤去したとき、下記のチェックポイント内の写真のようにフィットチェッカーが補綴物内面にくっついた状態にしたい。補綴物内面から外にはみ出したフィットチェッカーも残す。これは補綴物内面・外面が乾燥し、支台歯が濡れた状態で可能。そうならなかった場合は、支台歯と補綴物に付いたフィットチェッカーを除去してから、やり直す。

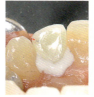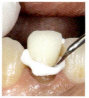

外した補綴物のチェックポイント
❶フィットチェッカーが補綴物内面に貼り付いているか確認する（右写真）。
❷フィットチェッカーの厚みを確認する。

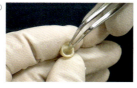

＜評価＞
◎：補綴物内面全面に薄く均等に付いている、かつマージン部全周はそれよりも薄い膜になっている
○：補綴物内面全面およびマージンが部分的に厚いところがある
　　→合着してもよいが、調整する必要が生じることもある
△：明らかに１点でフィットチェッカーに穴が空いている　→内面調整が必要となる。
×：全体的に厚い

＜主なエラー原因＞
❶フィットチェッカーの硬化が始まってから補綴物を動かしていないかどうか？
❷形成面のマージン部を再チェックする
　　→滑らかなシャンファー形態になっていないために、浮き上がっている可能性がある。
❸支台歯形成または作業模型のトリミングエラー
　　→それぞれ、エラーになったポイントからやり直し、再印象・再製作をする

手順5 咬合調整を行う

　口腔内で微調整を行う場合はダイヤモンドバーを、大幅に咬合面形態を修正する場合は口腔外で技工用ポイント（ダイヤモンドポイントまたはカーボランダムポイント）を使用する。咬合紙での判定法は126頁参照。

12 クラウンセット（オールセラミック）

支台歯に補綴物をしっかりと密着させて完成！

　長い工程を経て完成した補綴物は、形成面に密着し、かつ、形成面と補綴物との空間はセメントで満たされていなければなりません。セット時のポイントは、下記のとおりです。

［クラウンセットのポイント］
①合着時に浮き上がらせない
②セメント不足による死腔を起こさない
③セメントを歯肉縁下・歯面に残さない

難 易 度	★ ★
頻　　度	★
所要時間	15 〜 30 分（1 歯につき）

【準備器材】
- □ 咬合紙（赤・青）＋咬合紙フォルダー（124頁参照）
- □ オクルーザルフォイル（124頁参照）
- □ フィットチェッカー／金属ヘラ（207頁参照）
- □ ダイヤモンドバー（FG型）／マイクロモーター（207頁参照）
- □ 技工用ダイヤモンドポイント（207頁参照）
- □ 技工用カーボランダムポイント（207頁参照）
- □ コンタクトゲージ（50μm）（99頁参照）
- □ スチームクリーナー／超音波洗浄器
- □ デンタルフロス　　□ 研磨ポイント（127頁参照）
- □ エッチング材（歯面処理用）（107頁参照）
- □ 次亜塩素酸ナトリウムゲル（ADゲル）（107頁参照）
- □ 過酸化水素水（歯面処理用）（108頁参照）
- □ プライマー類　　□ 合着用セメント
- □ 光重合照射器　　□ ガーゼ／綿球（92頁参照）

理解しよう！ クラウンセットの使用器材と使い方

●スチームクリーナー／超音波洗浄器
　スチームクリーナーは、こびり付いた汚れを落とす。スチームが届かない場所は超音波洗浄器で洗浄する。なお、こびり付いた汚れはすぐに落ちない場合もあるため、清掃面はよく目視すること。

●デンタルフロス
　コンタクト確認のほか、合着時の隣接面マージン縁下部分の余剰セメントを除去するために使用する。

●プライマー類① 補綴物処理用
　補綴物の内面に塗布する。補綴物の材料により、プライマーの種類が異なるので説明書をよく読むこと（メタルの補綴物であればメタルプライマーを塗布する）。

▶ AZ（アルミナ・ジルコニア接着性）プライマー（松風）。アルミナコーピングやジルコニアフレームなど、強度の高いセラミックスに対応する1液性のプライマー。

●プライマー類② 歯面処理用
　接着する歯面に塗布する。各プライマーの使用にあたっては、メーカー指示の取り扱いを厳守する。

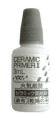

▶ セラミックプライマーⅡ（ジーシー）

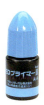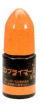

▶ EDプライマーⅡ A/B（クラレノリタケデンタル）

12　クラウンセット（オールセラミック）

● 合着用セメント

補綴物を支台歯に合着させるためのレジンセメント。

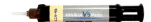

▶パナビア V5ペースト（クラレノリタケデンタル）。歯科用コンポジットレジンセメントで、ミキシングチップ（自動練和タイプ）を採用することで、ペーストへの気泡の混入が少ないのが特長。

● 光重合照射器

光重合照射器は、表面だけでなくポーセレンを透過し、その下層部のレジンセメントにも効果を発揮する。

> **注意しよう！** 天然歯質が一部でも残っていたらエッチング処理をしたほうがよい？
> 補綴物合着のエッチング処理は歯面清掃が目的なので、天然歯質の残存量に関係なく処理を行う必要がある。ただし、天然歯質への過度のエッチングで弊害を起こさないように、作用時間を5秒とする。

MEMO

② 習得しよう！ クラウンセットのしかた

セットの手順
① 補綴前処理を行う ▶ ② 歯面処理を行う ▶ ③ セメント合着を行う

手順1 補綴前処理を行う

①コンタクトの最終確認
試適と同等の結果が出ているか確認する（手技については209頁参照）。試適時に修正した箇所は念入りに確認を行うこと。この際、微調整が生じる可能性がある。

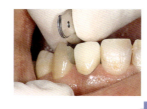 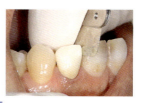

②内面適合
手技は210、211頁参照。

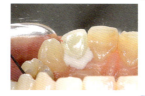 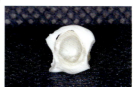

③咬合確認
手技は126頁参照。

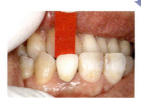 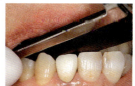

④補綴物処理

　補綴物内面に付いた作業工程での油膜・検査材料（フィットチェッカー）・細菌等の汚染物質、補綴物外側では咬合紙色素、研磨材など各種材料をスチームクリーナーで除去し、内面にプライマーを塗布する。

　内面が金属の補綴物を接着処理する際は、リンドブラスト処理が必要。ポーセレン材料の補綴物を合着するときは、その材質を確認し、指定された接着処理を行う。

補綴物処理の手順

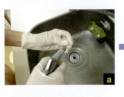
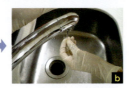
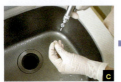
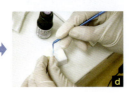

a：スチームクリーナーで汚れを除去する。
b：水でよく洗い流す。
c：エアーで乾燥させる。
d：内面にプライマー（ここではAZプライマーを使用）を塗布する。

手順2　歯面処理を行う

①エッチング材による歯面清掃
　手技は110頁参照。歯面清掃が目的なので、時間は5秒。

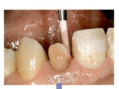

②歯面消毒
　手技は111頁参照。ADゲルで1分間歯面の消毒を行い、十分に水洗し乾燥させる。乾燥後、歯面の汚染物質が完全に除去できていることを確認。

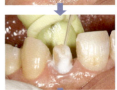

③セラミックプライマーの塗布
　セラミックプライマーは、コンポジットレジンがある場合に使用する。支台歯がメタルの場合はメタルプライマーを使う。歯面に均等な厚みで一層塗布し、自然乾燥させる。

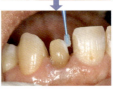

④セメントプライマーの塗布

　ここで取り上げる ED プライマーⅡの場合は、A 液と B 液を同量トレーに出し、よく混ぜ、均一になるよう歯面に一層塗布し、エアーで乾燥させる。

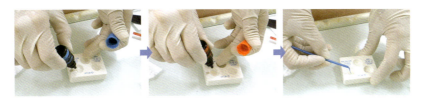

⑤合着用セメントの注入

　アシスタントは補綴物内面に気泡や死腔が入らないように、合着用セメント一箇所からを注入し、あふれる寸前でストップする。

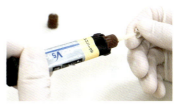

手順3　セメント合着を行う

①合着

　術者は支台歯へクラウンを定位置まで指でゆるやかに押す。余剰セメントはクラウン内面から外にあふれさせる。

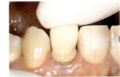 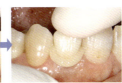

②コンタクトゲージによる確認

　コンタクトゲージで隣接面のコンタクトを確認する→試適時と変わらないかチェック

OK の場合
→次のステップへ進む

NG の場合
→浮き上がりの可能性あり。一度外して内面清掃からやり直す

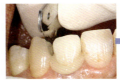 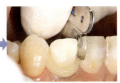

③一次照射

　5秒程度予備照射し、セメントが完全に硬化する前に余剰セメントを除去する。とくに歯肉縁下の除去は、探針でていねいに行う。完全硬化したセメントの除去はスケーラーを用いるなど、困難な作業となるので、ここでの除去が大切。

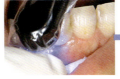 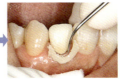

④余剰セメント除去

隣接面の余剰セメントは、フロスを歯肉縁下(ポケット内)まで届かせて除去する。また、コンタクトポイントで余剰セメントがフロスが通らないほど硬化している場合は、コンタクトゲージで除去する。なお、セメントは完全には硬化していないので、この操作によって浮き上がらせないように注意する。

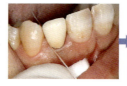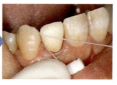

⑤二次照射

各面に十分な光照射を行い、セメントを完全に硬化させる。ポケット内の余剰セメントを完全に除去できていることをフロス、探針で確認する。余剰セメント残存を確認した場合は、手用スケーラーを歯石除去の要領で用いて、硬化した余剰セメントを除去する。

⑥咬合チェック

赤咬合紙→青咬合紙の順で、試適時と同等の強さ・位置で接触しているかどうかを確認する。接触が強い場合は、試適時の口腔内調整と同様の手順で咬合面を調整する。その後、材料に応じてセラミックスまたは金属用研磨ポイントで仕上げる。

⑦完成

「セメントの完全硬化(重合)には丸1日かかる」、「飲食・ブラッシングは通常の方法で行ってよい」など、患者に術後説明を行う。

> **知っておこう!** **セメントの厚さが咬合高径に影響することはないの?**
>
> セメント重合により、咬合接触が強くなることがある。この場合は、合着後に、口腔内でダイヤモンドバーや研磨ポイントでの調整が必要となる。ただし、この調整量はわずかである。

MEMO

第5章
ポジショニング

1．術者のポジショニング……220
2．患者誘導と患者姿勢……226
3．術者とアシストの位置関係……230

1 術者のポジショニング

"正しい姿勢"は"正しい治療"への第一歩！

　術者の正しい姿勢（長時間治療しても疲れない姿勢）は、意識しないと身につけることができません。いったん自己流のクセがつくと、正しい姿勢に戻すのが困難で、クセの修正に時間と労力を要します。臨床医としてのスタート時点から、術者イスへの正しい座り方を身体で覚えるようにしましょう。

　また、時間の経過とともに悪い姿勢がいつのまにか習慣化していることも少なくありません。キャリアを積んだ方も自身の姿勢の見直しに活用してください。

良い姿勢のポイント

ポイント 1 術者の目と術野が一定の距離、方向を保っている

ポイント 2 ポイント1を保つために、ユニット・患者姿勢・ミラーを調整する

ポイント 3 術者感覚の基準は水平と垂直

ポイント 4 「力が入ってきた」「肩や首がこる」「疲れやすい」等の症状が出たら、姿勢が崩れていないか確認する

治療中の基本ポジション（時刻による位置）

基本は10時から11時の位置。上顎前歯のときは12時の位置。歯の形態、部位や位置・歯肉の状態や患者の開口度などにより、基本から外れて動くこともある。まず基本を身につけ、次に各診療条件での応用姿勢を習得する。

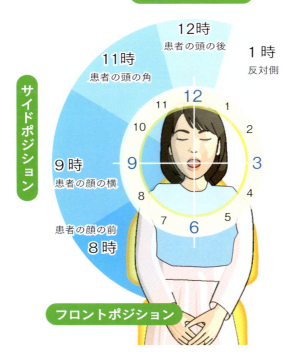

知っておこう！　術者感覚における水平と垂直の基準とは

人間が直感的に把握できる感覚は水平と垂直である。術者が水平の基準とするのは自分の左右の目の位置と姿勢の平衡感覚である。水平姿勢を保つために、左右の肩の位置、（床に着いた）足の位置が大切である。垂直は重力方向を手掛かりに水平と90°直交する方向として認識できる。

1 術者の姿勢（ホームポジション）

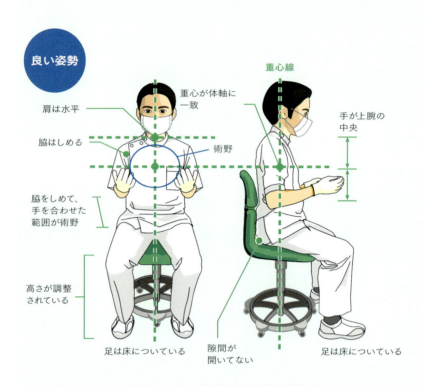

術者イスの調整

術者の重心は、治療時に前方へ移る。術者イスは、治療時に安定した姿勢をとれるように設計されている。

普通のイスに座るとき体重は『おしり：足』が7：3くらいになるが、治療のときは『おしり：足』が5：5が理想

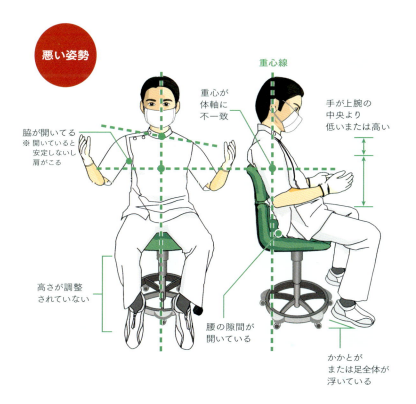

注意しよう！ 力が抜けた姿勢は楽な姿勢ではない

力が抜けた姿勢は一見楽だが、肩や首など特定の筋肉に負担がかかる。

楽な姿勢とは、体全体の筋肉に均等に力が分散した状態をいう。

術者の姿勢が悪いと、それに合わせてアシスタントにも無理な姿勢を強いることになり、双方に負担がかかる。

悪い姿勢の問題点

術者	アシスタント
1．不正確な処置	1．不正確な処置
2．処置時間がかかる	2．処置時間がかかる
3．事故の危険性が高まる	3．健康障害
4．健康障害	

患者	
1．首、肩、顎が痛い	
2．処置時間がかかる	
3．不正確な処置になる	

1　術者のポジショニング

❷ 治療中の姿勢

良い姿勢

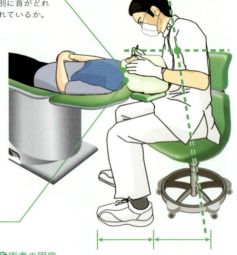

❹首の振り
左右側別に首がどれくらい振れているか。

❶上顎の場合
咬合平面のほぼ垂直を基準にする。舌側などを治療したい場合は−5°〜−10°くらいまで傾けてもよい。それ以上傾けると、患者は逆立ちしたような感じになり、首が疲れるので要注意。

❷下顎の場合
水平から45°程度になるように背板を傾ける。

❸顔の傾き
直視できるように正中線に対し患者の顔の傾きを左右に適宜調整する。顔の向きを変えるときは必ず両手をそえる。

❺術者の固定
患者の姿勢と術者の姿勢が正しく固定されると、術中のぶれがなく安全な作業空間がつくられる。術者は姿勢固定のため力を抜いているので、作業域で力を入れたり、弱めたり(力の強弱)が自由にできるようになる。
ひじの固定点
→移動式キャビネットや患者のイスにひじを置く

無影灯使用時の注意

焦点距離の焦点距離を80cmに合わせる(術者の影が無影灯に差し障りなく届く距離が約80cm)。

たとえばこんなとき…
☐ 唇と前歯(歯)で影ができる
→ 目的の術野に直接光が入る位置に無影灯を合わせる
☐ 術者・アシスタントの頭による影
→ 術者・アシスタント・患者の位置関係を再確認

良い例

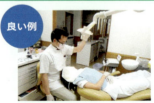

▲腕を軽く伸ばして届く距離。

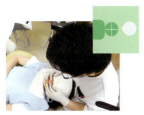
上顎前歯の場合

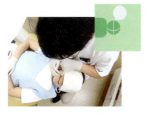
右側上顎大臼歯の場合

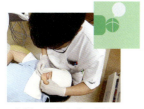
左側下顎大臼歯の場合

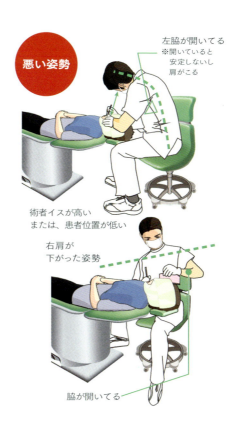

悪い姿勢

左脇が開いてる
※開いていると安定しないし肩がこる

術者イスが高いまたは、患者位置が低い

右肩が下がった姿勢

脇が開いてる

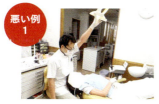

悪い例1
▲無影灯の距離が遠い。無影灯の光景が少なくなるうえに、術者の調整時に腕を高く伸ばさなければならない。

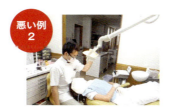

悪い例2
▲近すぎると治療の妨げになり、患者も無影灯の熱で熱く感じる。

第5章 ポジショニング

1 術者のポジショニング

2 患者誘導と患者姿勢

患者を診療室へ案内するところから診療が始まる！

患者の視点に立って、安全・確実・快適な案内を行いましょう。患者を呼び出すときは、相手の顔色・態度・雰囲気を見て、普段と変わったところがないか、よく観察することが重要です。担当医が誘導するときから、患者の診査がはじまっています。スタッフなどに誘導を任せる場合は、そのときの印象を担当医に確実に伝えるように指導をしてください。

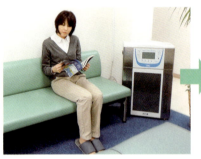

▲待合室に患者がいることを確認する。洗面所等で不在になっていることもあるので、呼び出す患者がいることを目視で確認する。

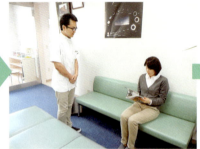

▲患者のほうをみて、相手もこちらが呼び出すことを確認できる位置関係に自分が来て名前を呼び出す。同姓同名、あるいは姓が同一の人がいる可能性もあるので、苗字と名前、または苗字のみを、どのように呼ぶか状況にあわせること。

患者への身だしなみのアドバイス

診療のしやすい身だしなみは、術者および患者双方にメリットをもたらす。的確にアドバイスをしよう。

良い例

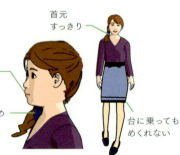

首元すっきり

リップクリーム程度

長い髪は器具を巻き込む危険があるため下の方でくくってもらう

台に乗ってもめくれない

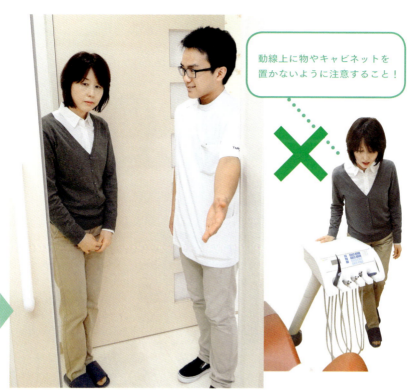

動線上に物やキャビネットを置かないように注意すること！

▲患者を診療室へ案内する場合は、自分が前を患者がその後ろに従うように経路を示しながら案内する。患者の歩くスピードに合わせて自分の歩調を決め、相手が迷わないよう、ひとめ見て確実に伝わるように腕・手・指での案内を行う。

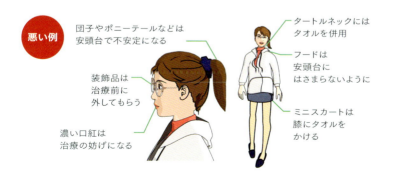

悪い例

- 団子やポニーテールなどは安頭台で不安定になる
- 装飾品は治療前に外してもらう
- 濃い口紅は治療の妨げになる
- タートルネックにはタオルを併用
- フードは安頭台にはさまらないように
- ミニスカートは膝にタオルをかける

第5章 ポジショニング

2 患者誘導と患者姿勢

① 患者の姿勢

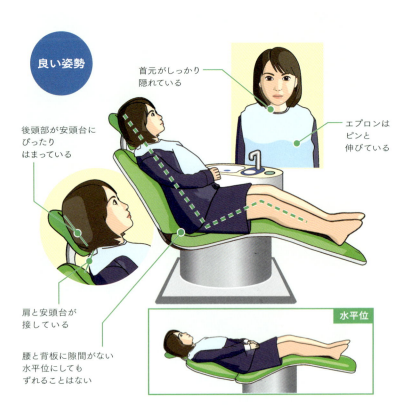

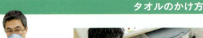

タオルのかけ方

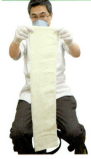

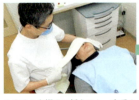

▲タオルを縦2つ折りにし、右手から目より上の顔面を覆う。

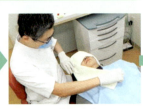

▲下向きに90°折り曲げる。

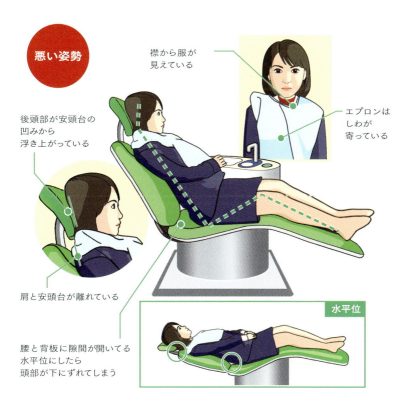

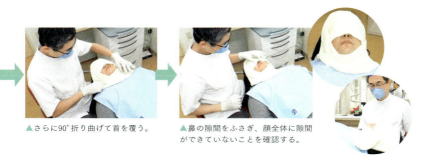

2　患者誘導と患者姿勢

3 術者とアシストの位置関係

合理的で正しい姿勢ならば、疲れが少なく作業が正確で迅速になる

合理的な姿勢はひとめで"美しく"見えます。初心者のときから正確な基本姿勢を習って身体をならしていくことが必須です。ある程度熟練した段階では、形がくずれていないか常に自己確認するようにしましょう。処置が遅い・疲れるというときは、治療姿勢のどこかに問題があるかもしれません。自分で見つけて修正しなければなりません。

術者の処置時の位置

治療位置

処置中は、通常一定の位置で行う。これを治療位置とよぶ。治療位置は術者がもっとも余計な力を入れず、手先のみに力を加減できる位置である。

肩・腕・背中・首などに力が入る場合は、術者・患者の位置関係が悪く、修正する必要がある。正しい作業位置ならば、もっとも力をぬいた姿勢を続けられるはずである。

受け渡し位置

器材の交換・受け渡しを行うときは、治療位置から外れる。これを受け渡し位置とよび、治療位置と受け渡し位置で、一定の軌跡（動線）を描く。

治療位置の決定手順

①術者イスの位置を決める

術者の位置はその体格に合わせて決定し、治療部位と治療歯面によって治療位置の微調整を行う。

②患者の位置を決める

患者の位置は、術者の位置が決まった後に術者に合わせて調整する。処置中は、治療部位・治療歯面に合わせて微調整を行う。

③アシスト[※]の位置を決める

アシストの位置も、術者の位置が決まった後に、それに合わせて決定する。

※ここでは、処置を行う術者（歯科医師）と共同作業で補助するものを「アシスト」と表記している。アシストは、一般的には歯科衛生士や歯科助手が担当するが、研修医等の歯科医師が担当する場合もある。

受け渡し位置の注意

　治療位置と受け渡し位置を結ぶ動線は一定になるべきである。これが不安定であると、受け渡しの失敗、それによる事故を招く原因になる。受け渡しの際に術者の姿勢が崩れず、余計な力が入らないようにアシストは術者がもっとも受け渡ししやすい位置へ器材を持っていく必要がある。アシストが渡しやすい・または楽な位置が受け渡し位置ではない。

　受け渡し位置を一定にするためには、術者の治療位置が正しいこととアシストが術者の動線を理解することが必要である。そのために、術者は常に一定の動線を描いて、正しい位置と動作を保つ義務がある。

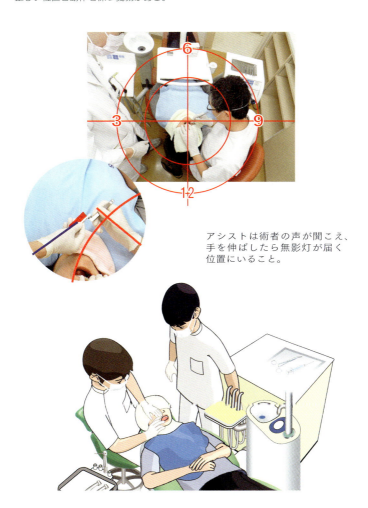

アシストは術者の声が聞こえ、手を伸ばしたら無影灯が届く位置にいること。

3　術者とアシストの関係

1 器材の正しい位置

アシストは器材の使用順序と動線を意識し、はじめに使用するものは取り上げやすい場所に配置する。何度かアシストを行うなかで、もっとも合理的な並べ方へ改善していこう。

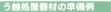
う蝕処置器材の準備例

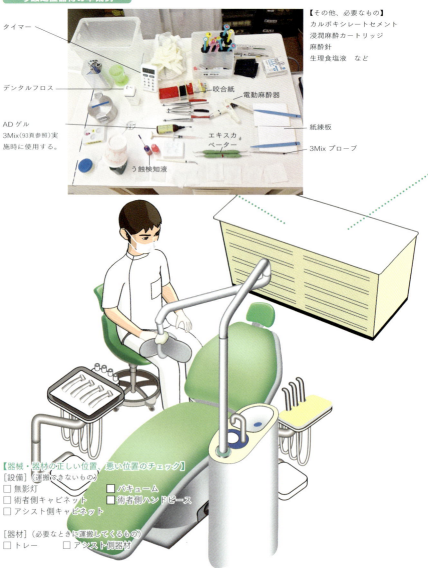

【その他、必要なもの】
カルボキシレートセメント
浸潤麻酔カートリッジ
麻酔針
生理食塩液　など

- タイマー
- デンタルフロス
- ADゲル
  3Mix（93頁参照）実施時に使用する。
- 咬合紙
- 電動麻酔器
- エキスカベーター
- う蝕検知液
- 紙練板
- 3Mixプローブ

【器械・器材の正しい位置、悪い位置のチェック】
[設備]（運搬できないもの）
- □ 無影灯
- □ バキューム
- □ 術者側キャビネット
- □ 術者側ハンドピース
- □ アシスト側キャビネット

[器材]（必要なときに運搬してくるもの）
- □ トレー
- □ アシスト側器材

根管充塡器材の準備例

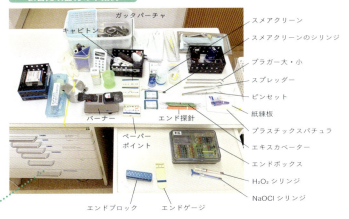

- キャビトン
- ガッタパーチャ
- スメアクリーン
- スメアクリーンのシリンジ
- プラガー大・小
- スプレッダー
- ピンセット
- 紙練板
- バーナー
- エンド探針
- プラスチックスパチュラ
- ペーパーポイント
- エキスカベーター
- エンドボックス
- H_2O_2シリンジ
- NaOClシリンジ
- エンドブロック
- エンドゲージ

器材の受け渡しをしてはいけない位置

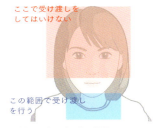

ここで受け渡しをしてはいけない
この範囲で受け渡しを行う

▲器材受け渡し時の禁忌位置

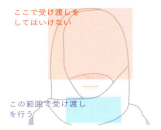

ここで受け渡しをしてはいけない
この範囲で受け渡しを行う

▲器材受け渡し時の禁忌位置（左図を実際に即してタオルで顔を隠したイメージ）

注意しよう！ アシストと術者の位置関係における良くない例

- アシストがきちんと教育されていない
  → 遠い場所にいたり、どのような動線を描くか把握していない
- 術者の作業範囲が定まっていない
  → アシストはいくつものポジションをとらなければならなくなる

3　術者とアシストの関係

② 術者の作業時の動線

胴体の動線 — 良い例

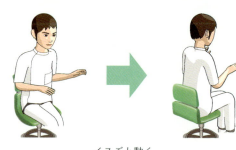

イスごと動く

腕の動線 — 良い例

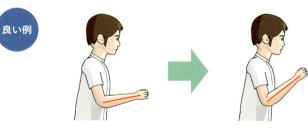

肘から手を動かしている
（上腕は動かない）

手首の動線 — 良い例

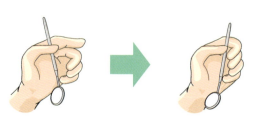

小中器材の方向を支えるときは指を動かし、
手首を動かさないで一定の角度を保つ

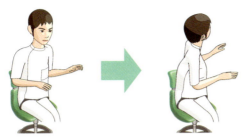

イスはそのままで腰をねじる

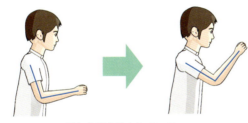

肩から手を動かしている
（上腕が動く）

手首を動かして
小中器材を使う

グローブは、きちんとはめよう

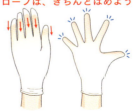

▲先端が余らないグローブを使用し、深く装着する。ディスポーザブルのグローブは使い捨てなので毎回捨てる。長時間の使用には耐えられないのでパッケージの注意書きをよく読むこと。

3　術者とアシストの関係

③ 器材の受け渡し

大型器材

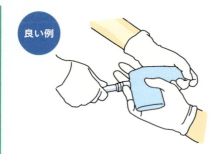

良い例

握りこぶしより大きなサイズの器具は「大型器材」となる。アシストは両手でしっかり持ち落とさないように注意すること。

電動麻酔器
麻酔器を渡すときは左手で本体後方を握り、術者に渡すときは右手で麻酔針のキャップを外すように渡すと作業が円滑に進む。

器材例
・電動麻酔器　・手鏡
・光重合器（大きい物）

中型器材

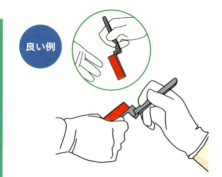

良い例

エキスカベーターや咬合紙ホルダーなど、棒状のものは「中型器材」である。ただ渡すだけでなく、術者に器材の重心を握れるように手渡し、アシストが重心を持たないように意識して渡すこと。また、口腔に入れたときの器材の使用方向を意識すると、より時間ロスが減る。

器材例
・エキスカ　・咬合紙
・ハブラシ　・光重合器（棒状）

小型器材

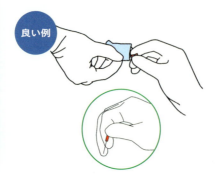

良い例

ファイルや針などは「小型器材」である。先端がとがっているものは必ずガーゼに包んで手渡しすること。中型器材と同様、口腔内に入れたときのことを意識して渡すとよい。

器材例
・ファイル　・針　・技工物

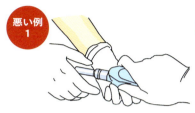

▲術者に渡すときに持ち手の部分をつかんでしまい、つかみ直す動作が発生する。

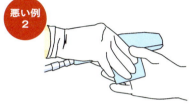

▲持ち変える動作と麻酔針を抜く動作が発生しタイムラグが生じる。

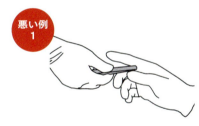

▲術者に渡すときに持ち手の部分をつかんでしまい、つかみ直す動作が発生する。

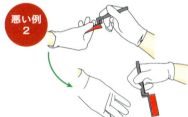

▲受け渡しでは支障がないが、口腔に入れる向きではないため、手首の返しが必要になる。

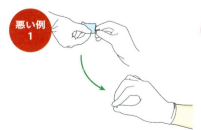

▲術者に渡すときに持ち手の部分をつかんでしまい、つかみ直す動作が発生する。

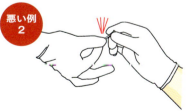

▲ガーゼにくるまず、針を直に持って渡しているため、針が刺さるなどの事故が起こる可能性が高い。

3　術者とアシストの関係

④ 術者とアシストの動線

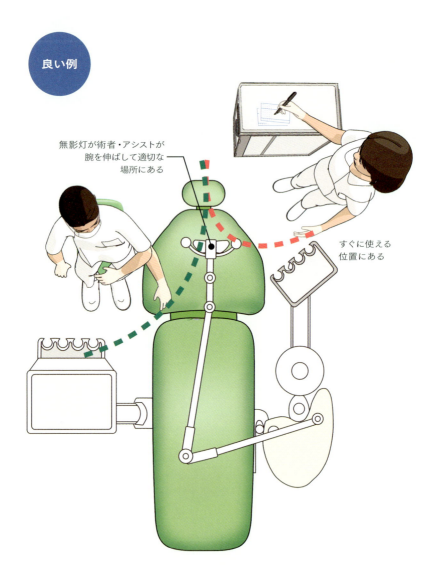

良い例

無影灯が術者・アシストが腕を伸ばして適切な場所にある

すぐに使える位置にある

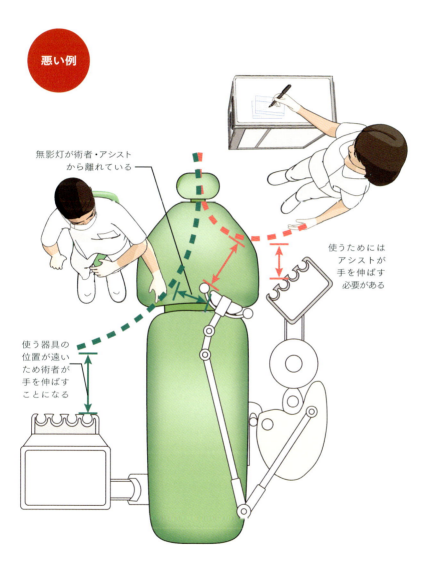

3 術者とアシストの関係

ある臨床研修医のポジショニング体験談

学生実習で
　治療姿勢について初めて習ったのは、保存修復の模型実習のときでした。第一大臼歯や中切歯などの代表的な歯の治療姿勢を習い、術者が何時の位置に居ればよいか講義を聴きました。実際に治療するまでは、実習デモを見て真似をしました。
　臨床実習で実際に治療をしたときは模型実習のとおりにはできませんでした。小臼歯などの習っていない部位の治療姿勢では戸惑いました。とくに大臼歯は思うように見えなくて、ライターに見方を教えてもらい、姿勢を観察し真似をして、やっとのことで治療をしました。手さぐりな姿勢での治療ではありましたが、当時は学生で、たっぷり時間をかけて治療をすることができたので、少しずつ治療を進めて完了できました。長時間無理な姿勢を続けていたためか、肩や腰が重くなることも度々で、結局どのような姿勢で治療をするべきか、よくわからないまま実習を終了しました。

研修医になって
　研修医になってまず最初に「治療姿勢」を習いました。治療手技でなく姿勢についての講義があることに驚きました。教えてもらったばかりのときは、今までの姿勢がクセになりかけていたのか、習った姿勢をとるのは難しく感じました。それでも長時間その姿勢で治療を続けると、今までの姿勢と比べて身体への負担が少ないことがわかりました。
　正しい姿勢でいると、どのような部位でも見られるようになりました。ところが別の難しさが見えてきました。患者の体格によっては、決められた位置では自分の思った姿勢がとれないことがあったからです。このときはユニットの高さ、術者イスの高さを調整する必要性も理解できました。

その後は
　研修を始めて4か月目になり、学生実習のときと比べて「自分が進歩した」と思えることがいくつかあります。1つは無意識のうちに自分の頭の位置を一定にすることができるようになったこと。臨床実習のときには、無影灯に頭をぶつけたり、無影灯が暗いと思ったら自分の頭が影をつくっていたり、夢中になって術野を見ていたら持っているミラーに顔をぶつけることがありましたが、そのようなことは一切なくなりました。2つ目は肩こりや腰の疲れも少なくなりました。多分無理な姿勢をしなくなった効果だと思います。そして何よりも治療時間が短縮し、患者さんに負担をかけなくなったことが、姿勢を習った最大の収穫だと思います。学生実習では、時間短縮を考える余裕も必要性もなかったので。

今後の課題
　治療姿勢は奥が深いと思います。習っていても忘れてしまって、ふとした瞬間にできないことがあり、たとえば患者さんの顔の方向を左右に傾けること。少し傾ければ12時の位置をキープできるのに、忘れていると1時や2時の位置に来ていることがあります。アシストがライトを動かすと、自分の姿勢が崩れていないか心配になることがあって、それは臨床実習のときの、自分の頭が影をつくっていることを思い出すからです。ライトの移動が最小限で済む姿勢を身につけていきたいです。
　体験を通じて、意識しないと良い姿勢は身につかないことがわかりました。これからも姿勢にこだわりながら治療に取り組んでいきたいと思います。

筆者が語る！
本書の見どころ＆活用法

筆者が語る！本書の見どころ＆活用法

若い先生方が臨床現場で必要な知識と技能を学べる実践的なテキストを提供することで、不安を払拭したい

— 本書を企画された経緯を教えていただけますか？

　縁あって、開業15年目の2004年に出身大学である東京医科歯科大学から、臨床研修指導施設になるよう依頼を受けました。私自身、開業してからの数年間は力不足を感じ、セミナー受講や海外研修などを重ね、試行錯誤しながら技術や知識を習得してきていただけに、臨床研修の必要性は十分認識していました。その後10年以上にわたり若手歯科医師の指導を行ってきて、研修医や成長真っ只中の先生方は、私と同様に迷いのなかで研修や診療を行っている人が少なくないことに気づきました。例を挙げると、

❶どのような診療を行えばよいかわからず、手さぐりで診療を行うものの、期待どおりの結果が得られない

❷多くの学習すべき技能のどこから手をつければよいのかわからず、１つひとつが中途半端になってしまい、自信を失う

といったケースです。

　そこで当院の研修では、国家試験に合格したばかりで頭の中に知識が詰め込まれた状態にある臨床研修１年目の歯科医師に対しては、これ以上知識を教えるのではなく、頭の中にある知識を整理し、知識と技能を連動させることが重要と考えました。とくに開業医の臨床現場で必要とされる知識と技能のなかでも、最初にできるようにすべき課題に絞って提示し、それについて講義と実習で習得してもらうように教育プログラムを構築しました。スタート時に行う当院のこのプログラムをまとめ、全国の同じような悩みを抱える若い先生方にも役立つ情報を提供したいと考えたことがきっかけです。

「最初に身につけるべき課題」を"５つの柱"に絞って、わかりやすく紹介

— 具体的にどのような構成となっているのでしょうか？

　本書では、まず取り組むべき技術として、う蝕治療（第３章、第４章）を中心に誌面を割いています。歯周治療、抜歯等の外科処置、複数歯にわたる咬合・補綴治療など、そのほかの治療が掲載されていないことに疑問を感じるかもしれませんが、実際駆け出しの歯科医師に必要とされる技能は何か、よく考えてみてください。外科処置や義歯治療などは、ある程度の経験が必要です。また歯周病についても、基本治療は歯科衛生士の

担当がほとんどですし、歯科医師が主に担当する歯周外科手術は熟練を要します。ところが、1歯に対するう蝕治療については、臨床に携わる歯科医師であれば、若い先生であっても当たり前のようにその処置ができることが求められます。いわば歯科医師として身につけるべき技能の基本中の基本といえるでしょう。また、患者さんもう蝕に対する治療ができて初めて歯科医師として認めてくれる場面が少なくないように感じます。そのため本書では、この具体的な手順の解説に多くのページを割きました。繰り返し参照しながら技術を磨くことで、自信をもってう蝕治療ができるようになると思います。

また、治療を行ううえで診療時の姿勢は重要ですが、これは経験のない研修医や若い先生方が苦手とするところであり、また教える側の先輩歯科医師にとっても役に立つ資料となればと考え、1つの章（第5章）を割いて解説しました。

さらに、患者さんは、歯科医師に対して若手、ベテランを問わず、今の口の中の状態や、将来どうなるのか、どんな治療が必要かなど、診断結果の説明を求めてきます。そこで、う蝕、歯周病という二大歯科疾患を中心とした基礎知識（第1章）と、開業現場で遭遇する代表的な15種類の主訴（29頁参照）への対応（第2章）について、冒頭の2つの章で取り上げました。

— "5つの柱"で構成されているのが特長ですね

そのとおりです。第1章、第2章では知識の整理をする。第3章、第4章では知識に基づく技能の定着をめざす。そして第5章では、診療姿勢という臨床に取り組むうえでのベースを身につける。これら5つの柱は、当院で臨床研修を受講する1年目の歯科医師に教えている内容を集約したものです。当院では、これまで約30名の研修医を受け入れてきましたが、このように「最初に身につけるべき課題」を絞り込んで示した結果、多くの先生が歯科診療を迷うことなく行えるようになり、通常のペースを上回る速度で実力を向上させることができるようになったと実感しています。

細菌と力の二大リスクを理解する
病態の把握と患者説明に役立つ 第1章

— 続いて各章のポイントをうかがいます。まず「第1章　歯科疾患の掌握」については、いかがでしょうか？

歯科医師が日常臨床で扱う病態は、
❶歯の病変
❷歯周組織の病変
❸欠損
❹歯列・咬合障害
❺骨・軟組織病変
の5種類に分けられます。大半の歯科疾患は、

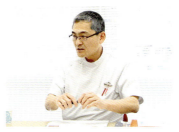

このいずれかに分類されます。11頁に掲載の分類表は、人工衛星から日本列島の全体図を見るように、歯科疾患を俯瞰する視点で活用できると思います。

第1章では、とくに歯科疾患のリスクファクター(危険因子)としての「細菌」と「力(咬合力)」を取り上げています。この2つは、病態の進行に応じて多角的に理解する必要があります。う蝕と歯周病では細菌が、欠損では咬合力がリスクファクターとして働いている、そして、病態の原因にも結果にもなりうる。本章は、歯科医院の現場ですぐに活かせるように、その概要を必要最小限にまとめた形で、端的に解説しています。知識の整理に役立ちます。

患者の信頼を得るのは的確な主訴対応から
主訴の鑑別と治療方針の決定に活かせる 第2章

― 「第2章 主訴対応」は、そのままチェック表としても使えるそうですが?

　初診患者の担当医になったとき、若い先生方の多くは内心では不安と戦っています。
「どんな難しい疾患だろうか」
「自分の知らない疾患ではなかろうか」
「紛らわしい疾患を見分けることができるだろうか」
「自分の治療で的確に症状を抑えることができるだろうか」
「患者さんにわかりやすく説明できるだろうか」etc…

　こうした不安に打ち勝つために、知識と実践双方の観点から主訴対応に役立つものとして、チェック表形式で目の前の患者さんに対しても使える実用的な内容としたのが、第2章のポイントです。

　本章では、臨床現場で高頻度に遭遇する主訴を15種類に絞り込んでいます。実際にはもっと多くの種類がありますが、患者の主訴の約80%は、この15種類に収まっているというのが私の実感です。各チェック表では、それぞれの主訴疾患等について診査・診断・処置法が解説されています。主訴症例の治療を行う際に、何度も見返しながら頭の中を整理し、経験を積み重ねてもらいたいですね。本章を見なくても主訴対応ができるようになったら、技能は習得されていると思います。

生活歯と失活歯の具体的で詳細なう蝕治療を
ステップ バイ ステップで学べる 第3章、第4章

― 最初に身につけるべき技能として、1歯のう蝕治療にスポットを当てた
「第3章 生活歯治療」「第4章 失活歯治療」のポイントは、いかがでしょうか?

　ここで取り上げる治療法を身につけることにより、高頻度なう蝕治療が正確に行えるようになると思います。まず第3章では、生活歯のう蝕治療として「C_2：象牙質レベル＝歯髄保存ができる、歯冠修復レベル」を解説しています。とくに具体的に解説した

のが、
❶痛みを与えない浸潤麻酔法（電動麻酔器の使用）
❷初心者が苦手とする再治療での補綴物の除去法
❸う蝕処置を効率良くできるラバーダム装着法（苦手意識を克服する）
❹治療予後に影響（耐久性、歯髄症状の発生率など）を与える接着材料の正しい取り扱い
です。技術面で自信をつける際に重要なステップであることを強調したいです。

— 第4章は、再根管治療も含めた失活歯におけるう蝕治療ですね

　はい。「C₃：根管治療レベル＝歯冠補綴が必要な歯」に対する治療となります。失活歯治療の成功は、根管治療と上部構造クラウン製作を確実に行うことが重要であり、そのポイントを解説しています。具体的には、
❶初心者が落とし穴にハマりやすい根管形成ミスを避ける手技
❷歯根破折を起こさない光重合レジンによる築造体（コア）製作法
❸初心者でも確実にテンポラリークラウンを製作できるテクニック
❹マージン部の印象失敗を避けることができるシリコン印象法
❺製作誤差を装着時にもちこさないための試適・調整法
❻最終工程で失敗しないクラウンセット法
となっています。

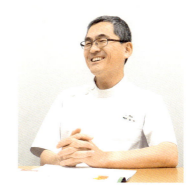

　3、4章で取り上げる項目は、一度読むだけで身につけることは困難ですので、とくにビギナーの先生には、治療のたびに何度も見返して実践するという習慣をつけてほしいですね。また、各項の導入の扉では、私の考えるその処置の難易度、頻度、所要時間のめやすを提示していますので、自身の診療内容と比較してもらえればと思います。

— 3章、4章では、器材も多数紹介されています！

　歯科医療は、これまでの病態の進行を阻止し、機能障害や審美障害に対する治療を行えばよいという時代から、今後は、歯や口腔全体の健康を維持し、長期安定を求めることに価値を見出していく方向にシフトしていくと思われます。ここで紹介している器材は、こうしたニーズの変化に対応することを念頭に、当院で選択・使用しているものが中心となっています。よく若い先生に対して「まず保険診療をできるようになること」という声が聞かれますが、長期安定を達成するという点では、必ずしも保険診療では応えきれていないのが実情です。そのため、本章で取り上げている処置や使用器材には自費診療のものも含まれていますが、私のこのような考えに基づいているからです。

ただ、最終的にはご自身にあった器具や器材を見つけることが大切だと思います。そのためには、先輩歯科医師に聞いたり、メーカーさんや講習会等で情報収集をして、いろいろと試しながら、使いやすいものや自身の診療コンセプトに適したものを選択できるようになってほしいですね。

歯科診療におけるポジショニングの重要性と よくある問題点が把握できる 第5章

――「第5章 ポジショニング」は、ビジュアル的な誌面で工夫されていますね

歯科診療を効率よく、適切に行ううえで、ポジショニングや診療姿勢は非常に重要な要素となります。しかし、頭ではわかっていても実際にはおろそかになりがちです。一方、具体的にどうすればよいか、参考となるテキストも少ないように思います。第5章では、「良い姿勢とはどういうものか」できるだけ"ひとめでわかる"提示を心がけながら、

❶術者、患者、アシストの位置関係
❷術者の治療姿勢
❸患者の治療時の身だしなみ
❹患者の歯科用ユニットへの安全な立ち位置
❺作業動線と姿勢、正確な受け渡し

などを取り上げ、安全、正確で短時間で行うことができる方策を紹介しています。

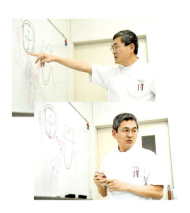

この実践は、術者、患者さん、アシストなど、関係する皆に良い結果をもたらすことになりますので、とくに歯科医師人生のスタート時にその重要性を認識し、面倒だと思っても、ぜひ身につけてもらいたいと思っています。

駆け出しの歯科医師だけに留まらない 若手からベテランまで、すべての臨床家に役立つ必携書!

―― そのほかには、どんな特長がありますか?

本書の原稿をまとめていく段階で、掲載事項を実際に当院の研修医のテキストとして活用しながら、そのなかで受けた質問事項やもっと知りたいといった生の声を反映していきました。本書では随所に「知っておこう!」「注意しよう!」「困ったときは?」という表題でコラムを掲載していますが、まさに研修時に受けた質問に対する回答を中心にまとめたものです。読者の先生方にも役立つ内容となっているのではと考えます。

本書のサイズ(Ａ5判)についても同様です。歯科の専門書はＡ4判など大判が多いのですが、構想段階で研修医からは「持ち歩くことができて、いつでも手に取って読める

サイズがよい！」との声が圧倒的でした。「MEMO」欄も盛り込んでいますので、いろいろと書き込みながら"あなただけの1冊"に仕上げてもらえたら嬉しいですね。

― 最後に、読者の皆さんへのメッセージをお願いします

　厳しい国家試験を乗り越え、歯科医師としての人生を歩み始めた多くの若い先生方には、本書を通じて、学生時代に集積した知識を実際の臨床にどのように活かしていくか、その手がかりをつかんでもらえればと思っています。ここで取り上げた内容は、今後歯科診療を行っていくうえで必要とされる知識と技能のほんの一部ですが、長年臨床研修の指導に携わってきて感じてきた、私の考えるスタート時に必要な知識と技能をまとめたものになっています。そして、これらは決して最初だけに求められるものではなく、歯科医師として生涯にわたるベースとして生き続けるものと確信しています。

　口腔の健康を保つことが全身の健康維持に貢献することが解明されてきており、先にも少し触れましたが、歯科医療も単に治療を行えばよいという時代ではなくなりつつあります。患者さんも自分の歯を長持ちさせることをサポートしてくれ、末永くおつきあいできる先生を、積極的に選ぶようになるでしょう。まさに患者さんに"選ばれる"歯科医師となるための土台づくりに、本書を活かしてもらえればと願っています。

　また、本書の掲載事項は、研修医のスタート時に限らず、あらゆる世代の歯科医師に役立つ内容となっています。若手の先生方はもちろん、ある程度キャリアを積んだ先生方にも参考になりますし、ベテランの先生方の学び直しにも最適と思いますので、ぜひ手にしてもらいたいですね。さらに院長先生には、自院の勤務医や研修医に向けたテキストとして、本書を活用いただければと考えます。

　本書を通じて、10年後には多くの先生方が患者さんに支持され、歯科医師という職業を"天職"として歩まれていることを期待しています。

参考文献一覧

【第1章 歯科疾患の掌握】
1. Per Axelsson(著), 高江洲義矩(監訳). リスクに応じた予防歯科学 入門編. 東京:クインテッセンス出版, 2001.
2. Per Axelsson(著), 高江洲義矩(監訳). う蝕の診断とリスク予測 実践編. 東京:クインテッセンス出版, 2003.
3. 日本フィンランドむし歯予防研究会(編). ミュータンスコントロール キシリトールの可能性と応用. 東京:オーラルケア, 2000.
4. Makinen KK(著), 村松いづみ(訳), 鈴木 章(監修). 知っておきたいキシリトール 科学的根拠と効果的使用法. 東京:オーラルケア, 2001.
5. 村松いずみ, 鈴木 章, 熊谷 崇(日本語版編集). カリオグラムマニュアル(CD-ROM付き). 東京:オーラルケア, 1999.
6. 鈴木 章(編). キシリトールに関する重要文献. 東京:オーラルケア, 1998.
7. 日本フィンランドむし歯予防研究会. 平成10年度秋季学術講演会抄録 唾液 歯科臨床に必要な知識とその応用. 東京:日本フィンランドむし歯予防研究会, 1998.
8. 田中 武. 歯科ブックレットシリーズ21 成功への歯科医療:コミュニケーションとモチベーションの進め方. 東京:デンタルフォーラム, 1992.
9. NPO法人最先端のむし歯・歯周病予防を要求する会(著), 西 真紀子(監修). 歯みがきしてるのにむし歯になるのはナゼ? 東京:NPO法人最先端のむし歯・歯周病予防を要求する会, 2014.
10. 佐藤直志. 歯周補綴の臨床と手技. 東京:クインテッセンス出版, 1992.
11. 佐藤直志. 歯周外科の臨床とテクニック. 東京:クインテッセンス出版, 1997.
12. 佐藤直志. 歯周・補綴のメインテナンス. 東京:クインテッセンス出版, 2006.
13. 天野敦雄, 岡 賢二, 村上伸也(監修). ビジュアル 歯周病を科学する. 東京:クインテッセンス出版, 2012.

【第2章 主訴対応】
1. P. ワインスタイン. 100%患者さんの信頼を得るために. 東京:ティピィ ジャパン, 1997.
2. Ph. Weinstein(著), 下野 勉, 中條信義, 田中 彰(訳). 患者を動かす 行動歯科学による歯科恐怖症へのアプローチ. 東京:クインテッセンス出版, 1991.
3. 関根眞一. 生き残る歯医者は患者が選ぶ. 東京:財界展望新社, 2012.
4. 鈴木哲也. よい義歯 だめな義歯 鈴木哲也のコンプリートデンチャー17のルール. 東京:クインテッセンス出版, 2011.
5. 藤田和也. 歯科ブックレットシリーズ35 改訂版 顎関節症 生理的咬合の判定基準. 東京:デンタルフォーラム, 1999.
6. 加藤仁資, 望月 亮. 歯科臨床のセイフティマネジメント 実例にみる"偶発・緊急・安全". 東京:医歯薬出版, 1999.

【第3章 生活歯治療】
1. 特定非営利活動法人 日本歯科保存学会(編). う蝕治療ガイドライン 第2版. 京都:永末書店, 2015.
2. 安田 登, 田上順次(編). 補綴臨床別冊 新しい齲蝕学・修復学を求めて. 東京:医歯薬出版, 1997.
3. 須田英明, 興地隆史, 中村 洋, 吉山昌宏. 失敗しない歯髄保存療法 抜髄する前にもう一度歯髄診断をしよう. 東京:クインテッセンス出版, 2006.
4. 星野悦郎, 宅重豊彦. 3Mix-MP法とLSTR療法 LSTR(病巣無菌化組織修復)療法3Mix-MP法の治療成果. 東京:ヒョーロン・パブリッシャーズ, 2000.
5. 岩久正明. クリニカル・テクニック・シリーズ2 抗菌剤による新しい歯髄保存法. 東京:ヒョーロン・パブリッシャーズ, 1996.
6. 小林千尋. MTAの臨床 よりよいエンドの治癒を目指して. 東京:医歯薬出版, 2013.

【第 4 章　失活歯治療】
1. 澤田則宏, 吉川剛正. 誰でも治せる歯内療法 歯内療法専門医が 1 から明かすテクニック. 東京：クインテッセンス出版, 2007.
2. 奥川幸二(編). 歯界展望別冊 クラウン ブリッジのプレパレーション. 東京：医歯薬出版, 1978.
3. 尾花甚一(編). 最新歯型彫刻 理論と実際. 東京：医歯薬出版, 1978.
4. 草刈 玄. カントゥア 正しい歯冠修復のために. 東京：医歯薬出版, 1985.
5. 行田克則. 行田克則の臨床アーカイブ 補綴メインの長期100症例. 東京：デンタルダイヤモンド社, 2015.
6. 佐藤直志. 歯周補綴の臨床と手技. 東京：クインテッセンス出版, 1992.
7. 金子一芳. 私の臨床ファイル 2 パーシャルデンチャーの100症例. 東京：医歯薬出版, 2006.

【第 5 章　ポジショニング】
1. 佐々木妙子. 歯科衛生士のためのクリニカルインストルメンテーション. 東京：クインテッセンス出版, 2005.

【筆者の診療、考え方に影響を与えた歯科以外の書籍】
1. P.F. ドラッカー(著). 上田惇生(訳). 明日を支配するもの 21世紀のマネジメント革命. 東京：ダイヤモンド社, 1999.
2. P.F. ドラッカー(著). 上田惇生, 田代正美(訳). ポスト資本主義社会 21世紀の組織と人間はどう変わるか. 東京：ダイヤモンド社, 1993.
3. クレイグ・L・ピアース, ジョゼフ・A・マチャレロ, 山脇秀樹(著). 上田惇生, 小林 薫, 藤島秀記(訳). ドラッカー・ディファレンス クレアモントの授業. 東京：東洋経済新報社, 2010.
4. P.F. ドラッカー(著). 上田惇生(訳). ドラッカー わが軌跡. 東京：ダイヤモンド社, 2006.
5. P.F. ドラッカー(著). 上田惇生(訳). プロフェッショナルの条件 いかに成果をあげ、成長するか はじめて読むドラッカー(自己実現編). 東京：ダイヤモンド社, 2000.
6. P.F. ドラッカー(著). 上田惇生(訳). チェンジ・リーダーの条件 みずから変化をつくりだせ！ はじめて読むドラッカー(マネジメント編). 東京：ダイヤモンド社, 2000.
7. P.F. ドラッカー(著). 上田惇生(訳). 経営の哲学(ドラッカー名言集). 東京：ダイヤモンド社, 2003.
8. P.F. ドラッカー(著). 上田惇生(訳). 実践する経営者 成果をあげる知恵と行動. 東京：ダイヤモンド社, 2004.
9. P.F. ドラッカー(著). 上田惇生(訳). 変革の哲学(ドラッカー名言集). 東京：ダイヤモンド社, 2003.
10. P.F. ドラッカー(著). 上田惇生(訳). 断絶の時代 いま起こっていることの本質. 東京：ダイヤモンド社, 1999.
11. 加納明弘. ファナック・常識はずれ経営法 ロボット世界一. 東京：講談社, 1983.
12. 稲盛和夫. アメーバ経営 ひとりひとりの社員が主役. 東京：日本経済新聞出版社, 2010.
13. 西沢潤一. 「技術大国・日本」の未来を読む 繁栄を続けるための5つの直言. 東京：PHP研究所, 1989.
14. 新渡戸稲造(著). 実業之日本社(編). 運命を拓きゆく者へ 理想を携え、道は一歩ずつ. 東京：実業之日本社, 2011.
15. 若宮俊司, 吉田 茂(監修). 医療現場のデータベース活用 ファイルメーカーを用いた医療データベース構築・活用術. 東京：ライフ・サイエンス出版, 2011.
16. 内村鑑三(著). 齋藤慎子(現代日本語訳). いつか読んでみたかった日本の名著シリーズ④ 代表的日本人. 東京：致知出版社, 2012.
17. シーナ・アイエンガー(著). 櫻井祐子(訳). 選択の科学. 東京：文藝春秋, 2010.
18. 福島孝徳. ラストホープ 福島孝徳「神の手」と呼ばれる世界 TOP の脳外科医. 東京：徳間書店, 2004.
19. レナード・L・ベリー, ケント・D・セルトマン(著). 古川奈々子(訳). メイヨー・クリニック 奇跡のサービスマネジメント すべてのサービスは患者のために. 東京：日本経済新聞出版社, 2010.
20. ジェフリー・K・ライカー(著). 稲垣公男(訳). ザ・トヨタウェイ(上)(下). 東京：日経BP社, 2004.

21. ジェームズ・M・モーガン, ジェフリー・K・ライカー(著). 稲垣公夫(訳). トヨタ製品開発システム. 東京：日経 BP 社, 2007.
22. ジェフリー・K・ライカー, デイビッド・P・マイヤー(著). 稲垣公夫 (訳). トヨタ経営大全 1 人材開発(下). 東京：日経 BP 社, 2007.
23. 大野耐一. トヨタ生産方式 脱規模の経営をめざして. 東京：ダイヤモンド社, 1978.
24. 司馬遼太郎. 空海の風景 改訂(上)(下)(中公文庫). 東京：中央公論社, 1994.
25. 山嶋哲盛. 日本科学の先駆者 高峰譲吉 アドレナリン発見物語(岩波ジュニア新書). 東京：岩波書店, 2001.
26. ジム・コリンズ, ジェリー・I・ポラス(著). 山岡洋一(訳). ビジョナリー・カンパニー 時代を超える生存の原則. 東京：日経 BP 社, 1995.
27. ジム・コリンズ, モートン・ハンセン(著). 牧野 洋 (訳). ビジョナリーカンパニー 4 自分の意志で偉大になる. 東京：日経 BP 社, 2012.
28. 佐々木俊尚. グーグル Google 既存のビジネスを破壊する(文春新書). 東京：文藝春秋, 2006.
29. マイケル・E. ポーター(著). 竹内弘高(訳). 競争戦略論(Ⅰ)(Ⅱ). 東京：ダイヤモンド社, 1999.
30. マイケル・E. ポーター, 竹内弘高(著). 榊原磨理子(協力). 日本の競争戦略. 東京：ダイヤモンド社, 2000.
31. マイケル・E. ポーター, エリザベス・オルムステッド テイスバーグ(著). 山本雄士(訳). 医療戦略の本質. 東京：日経 BP 社, 2009.
32. カルロス・ゴーン(著). 中川治子(訳). ルネッサンス 再生への挑戦. 東京：ダイヤモンド社, 2001.
33. ジャック・ウェルチ, ジョン・A・バーン(著). 宮本喜一(訳). ジャック・ウェルチ わが経営(上)(下)(日経ビジネス人文庫). 東京：日本経済新聞社, 2005.
34. ビル・ゲイツ(著). 大原 進(訳). 思考スピードの経営 デジタル経営教本(日経ビジネス人文庫). 東京：日本経済新聞社, 2000.
35. 小倉昌男. 小倉昌男 経営学. 東京：日経 BP 社, 1999.
36. マイケル デル. デルの革命「ダイレクト」戦略で産業を変える. 東京：日本経済新聞社, 2000.
37. スティーブン・R・コヴィー(著). ジェームス スキナー, 川西 茂(訳). 7つの習慣 成功には原則があった！. 東京：キングベアー出版, 1996.
38. 里村洋一. 電子カルテが医療を変える. 東京：日経 BP 社, 1998.
39. 水野 聡. 現代語訳 風姿花伝 世阿弥. 東京：PHP エディターズグループ, 2005.
40. ヘレン・B. クレイプサトル(著). 加地正郎, 菅 正明(訳). メイヨーの医師たち. 東京：近代出版, 2000.
41. マービン・バウワー(著). 平野正雄(訳). マッキンゼー 経営の本質 意思と仕組み. 東京：ダイヤモンド社, 2004.
42. ウォルター・アイザックソン(著). 井口耕二(訳). スティーブ・ジョブズ(Ⅰ)(Ⅱ). 東京：講談社, 2011.
43. レイ・A. クロック, ロバート アンダーソン(著). 野地秩嘉(監修・構成). 野崎稚恵(訳). 成功はゴミ箱の中に レイ・クロック自伝 世界一、億万長者を生んだ男 マクドナルド創業者(PRESIDENT BOOKS). 東京：プレジデント社, 2007.
44. 北原茂実.「病院」がトヨタを超える日 医療は日本を救う輸出産業になる！(講談社＋α新書). 東京：講談社, 2011.

索引

あ

アクセサリーポイント	155, 158
圧排	184
圧排糸	182
アルジネート印象材	181
アングルワイダー	182

い

EDTA 溶液	141, 145
一次印象	189
印象器	181
印象作業の流れ	189
印象用トレー(個人・既製)	182, 187
インデックス製作	166
インレークラウンリムーバーポイント	70, 75, 82

う

ウェッジ	116
受け渡し位置	230
う蝕	15
う蝕検知液	86, 163
う蝕再発の原因と対策	19
う蝕進行度別の処置	18
う蝕の好発時期・好発部位	16

え

永久歯 C_3	43
永久歯 C_2	40
エキスカベーター	85, 156, 163
MI(Minimal Intervention)	85
エンドゲージ	146
エンドブロック(ミニゲージ)	146
エンド用探針	135
エンド用チップ	136, 141
鉛筆	173

お

応急処置	32, 33
温度診	35

か

開口器	99
外側性補綴物の除去	76
回転トレー	172
化学重合レジン	171
顎関節症	51
確定処置	33
確定診断	31
隔壁操作	104
KAKO プライヤー	71, 78, 83
過酸化水素水	108, 146, 164
カッター	173
ガッタパーチャ除去	160
ガッタパーチャポイント	155
窩洞形態の評価法	72
仮封	94, 160
紙練板	91
仮診断	31
カルボキシレートセメント	91
簡易防湿器具	107
患者の姿勢	228
患者誘導	226
寒天印象材	181

き

器具の受け渡し	236
危険・不快操作	73
技工用カーボランダムポイント	207
技工用ダイヤモンドポイント	207
技工用バー	173
器材の正しい位置	232
義歯不適合	48
キャビトン	67, 93, 147, 182

く

クラウンオープナー	70
クラウン形成	178
クラウンゲージ	193, 197, 208
クラウン精密印象	183
クラウンセット	215
クランプ	97
クランプフォーセップス	97

け

形成用インスツルメント	115
形態修正	125
K ファイル	136
外科用エイヒピンセット	71
外科用ハサミ	182
欠損	11, 25
欠損放置によるトラブル	26

健診	50
研磨	129
研磨時の注水	128
研磨ストリップス	128
研磨ディスク	128
研磨ポイント	127

こ

口腔内写真撮影	35
咬合器	199, 203, 205
咬合紙	124
咬合調整	126
咬合力	13
合着用セメント	214
咬頭を含むアンレーの除去	76
ココアバター	99, 172
骨・軟組織病変	11
根管拡大	150
根管充填ピンセット	156
根管上部1/3形成	137
根管穿通用ファイル	145
根管長測定	148
根充材除去	142
コンタクトゲージ	99, 123, 208
コンポジットレジン（CR）	67, 115, 164
根面露出の脱灰	17

さ

サービカルフォイル	117
細菌感染	12
再石灰化	12, 15
サイドポジション	221
暫間処置	32, 33

し

次亜塩素酸ナトリウムゲル	107
次亜塩素酸ナトリウム溶液	146
シーラー	155, 159
歯科疾患	11
歯科用キシロカイン®カートリッジ	59
歯科用シタネストーオクタプレシン®カートリッジ	59
歯冠破折	47
止血剤	164
歯根破折	47
歯周組織の病変	11
歯周病	21
歯周病進行のイメージ	22
視診	35
歯髄炎	43, 44

事前のワックスアップの必要性	126
支台歯形成	167
刺入点	62, 63
主訴治療の7つのステップ	30
主訴の解決	28
術者イス	222
術者とアシストの動線	238
術者の作業時の動線	234
術者の姿勢	222
術者の処置時の位置	230
手用切削器具（ハンドチゼル）	177
詳細検査	31
除去方法	68
除去用カーバイドバー（金属用）	69
触診	35
初診患者に多くみられる15種類の主訴	29
シリコン印象材	172, 181
シリコン印象用接着剤	182
シリコン咬合採得材	193
シリコンパテ	177
歯列・咬合障害	11
進行性病変	14
浸潤麻酔（浸麻）	60

す

水酸化カルシウム	92
スーパーボンド用レジン皿	193, 194
スクリーニング検査	31
スタディモデル	165
スチームクリーナー	213
ステファンカーブ	15
ストッピング	156
スプーンエキスカ	70
スプレッダー	156
3Mix療法	93

せ

石膏	199, 204
石膏系仮封材（キャビトン）	67, 93, 147, 182
接着処理	109
セパレーションフォーセップス	116
セメント合着	217
セメント類	67
セラミックプライマー	117, 163
洗口液	182
全部金属冠	67

そ

即時重合レジン	171, 208
側方加圧根管充填	157

た

タイマー	108, 182
ダイヤモンドバー	69, 85, 123, 135, 163, 177, 207
唾液	12
タオルのかけ方	228
打診	35
脱灰	15
探針	86, 164

ち

知覚過敏	42
智歯周囲炎	49
注射針	59
中心咬合位（CO位）採得	194
超音波スケーラー	70, 136, 141, 177
超音波洗浄器	213
長期的安定の条件	54
貼薬剤	147
治療位置	230
治療中の基本ポジション	221
治療中の姿勢	224

て

ディスポシリンジ	92
ティッシュ	182
デュアルキュア型レジン	165
電気的根管長測定器	145
電気メス	164, 182
デンタルエックス線画像診	35
デンタルフロス	86, 99, 123, 208
電動麻酔器	59, 64
テンポラリークラウン（TeC）	174
テンポラリーセメント	173

と

トルクの熱と注水の与え方	74

な

内側性補綴物の除去	72
軟化象牙質（軟象）除去	87
軟組織病変	16

に

二次印象	190
二次う蝕	16, 19
二重歯肉圧排法	184
ニッケルチタン（Ni-Ti）ファイル	151
乳歯 C_3	44
乳歯 C_2	41

ね

粘膜病変	53

は

バーナー	156
バイトフォーク	199, 200
ハサミ	99
パターンレジン	193, 196
8020 達成状況	10
バックポジション	221
歯の寿命	12
歯の病変	11
パノラマエックス線画像診	35
パラフィンワックス	193
針先の切れ味	60
針の曲げ方	60

ひ

P急発	45
光重合照射器	108, 214

ふ

ファイバーカッター	163
ファイバーコアの表面処理	168
ファイバーポスト	163
フィットチェッカー	207
フィット適合	209
フェイスボウ	199, 202
不織布ガーゼ	182
不正咬合	52
プライマー	213
プラガー	156
プラスチックグローブ	172
プラスチックスパチュラ	91
プラスチック棒	193
ブロックアウト	187
フロントポジション	221

へ

ペーパーポイント	147
Per	46
Per 急発	46

ほ

方針決定	31
ポケット診査	35
ポケット探針	164
ポジショニング体験談	240
補綴治療後のトラブル	26
補綴物脱離	38

ボンディング材 108, 163

ま
マイクロスコープ 141
埋伏歯病変 49

み
身だしなみのアドバイス 226

む
無影灯使用時の注意 224

め
メインポイント 155, 158
メタルインレー 67
メタルクラウンの除去 76
メタルコア 168
メタルコアの除去 78
メタルボンドの除去 79
綿球 92

も
問診 35
問診票 36

ゆ
指を使った直視 61

ら
ラウンドバー使用の是非 85

ラバーダム処置中の口腔内洗浄 105
ラバーダムセット一式 71, 98
ラバーダムの装着 100
ラバーダムの撤去 103
ラバーダムフレーム 97

り
臨界 pH 15
リン酸エッチング材 107
隣接面う蝕 17
隣接面形成用器具 116
隣接面研削用チップ 123

る
ルージュ 208

れ
レジンコア 165, 168, 169
レジン皿 173
レジン充填 118

ろ
ロック根充用ピンセット 156

わ
ワセリン 172
ワックスアップ 166
ワムキークラウンリムーバー 71

おわりに

- 本書のなかで「ここが役に立った」というページがあった
- 迷いを解決することができた
- 技術的なゴールを見つけることができた

　もし、そのような成果が得られたならば、とても喜ばしいことです。

　私は、若い先生方は誰でも、理想的な歯科診療ができる歯科医師になれると信じています。そして、そのような歯科医師がもっと増えるべきだと願っています。

　あなたが理想的な歯科医師になれるよう、そのスタートを支援することを目的に本書を上梓しました。本書を熟読し、何らかの手がかりをつかんでいただくことで、これからさらに充実した歯科医師人生を歩んでいけるものと確信しています。

　また、この本は歯科医師としてのスタート時を想定した指南書となっています。若い先生方は、このあとも引き続いて、ここで取り上げていない多くのことを学び、習得していかなければなりません。日常臨床において多くの経験を積み重ねていくとともに、既存の多くの専門書を読んだり、実績のある講習会に参加することで、さらに視野が広がるでしょう。

　今後どこかで本書を読まれたという先生にお会いする機会があるかもしれません。そのときは、ぜひ感想などをお聞かせください。

　本書を通じて多くの先生方との出会いがあることを、楽しみにしています。

鈴木　彰

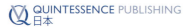

生涯歯を残せる時代の 5 つのスキル
歯科疾患の掌握／主訴対応／生活歯治療／失活歯治療／ポジショニング

2018年1月10日　第1版第1刷発行

著　　者　鈴木　彰
　　　　　　すずき　あきら

発 行 人　北峯康充

発 行 所　クインテッセンス出版株式会社
　　　　　東京都文京区本郷3丁目2番6号　〒113-0033
　　　　　クイントハウスビル　電話(03)5842-2270(代表)
　　　　　　　　　　　　　　　　(03)5842-2272(営業部)
　　　　　　　　　　　　　　　　(03)5842-2275(編集部)
　　　　　web page address　http://www.quint-j.co.jp/

印刷・製本　サン美術印刷株式会社

©2018　クインテッセンス出版株式会社　　　禁無断転載・複写
Printed in Japan　　　　　　　　　　　　　落丁本・乱丁本はお取り替えします
ISBN978-4-7812-0596-0　C3047　　　　定価はカバーに表示してあります